DIESES SCHMERZTAGEBUCH GEHÖRT:

_____

TELEFON:
E-MAIL:
FAX:
STRASSE:
PLZ, ORT:

MEIN HAUSARZT

NAME:
TELEFON:
E-MAIL:
FAX:
STRASSE:
PLZ, ORT:
ÖFFNUNGSZEITEN: MO   DI   MI   DO   FR   SA   SO

FACHARZT

FACHARZT

NAME:

TELEFON:

E-MAIL:

FAX:

STRASSE:

PLZ, ORT:

ÖFFNUNGSZEITEN: MO   DI   MI   DO   FR   SA   S

FACHARZT

NAME:

TELEFON:

E-MAIL:

FAX:

STRASSE:

PLZ, ORT:

ÖFFNUNGSZEITEN: MO   DI   MI   DO   FR   SA   S

FACHARZT

NAME:

TELEFON:

E-MAIL:

FAX:

STRASSE:

PLZ, ORT:

ÖFFNUNGSZEITEN: MO   DI   MI   DO   FR   SA   S

FACHARZT

FACHARZT
NAME:
TELEFON:
E-MAIL:
FAX:
STRASSE:
PLZ, ORT:
ÖFFNUNGSZEITEN: MO   DI   MI   DO   FR   SA   SO

FACHARZT
NAME:
TELEFON:
E-MAIL:
FAX:
STRASSE:
PLZ, ORT:
ÖFFNUNGSZEITEN: MO   DI   MI   DO   FR   SA   SO

FACHARZT
NAME:
TELEFON:
E-MAIL:
FAX:
STRASSE:
PLZ, ORT:
ÖFFNUNGSZEITEN: MO   DI   MI   DO   FR   SA   SO

BEHANDLUNGEN / TERMINE

Arzt / Behandlung	Datum	Uhrzeit

NOTIZEN

MEDIKAMENTE

MEDIKAMENT: _____

	MORGENS	MITTAGS	ABENDS	NACHTS
DOSIERUNG				

MEDIKAMENT: _____

	MORGENS	MITTAGS	ABENDS	NACHTS
DOSIERUNG				

MEDIKAMENT: _____

	MORGENS	MITTAGS	ABENDS	NACHTS
DOSIERUNG				

MEDIKAMENT: _____

	MORGENS	MITTAGS	ABENDS	NACHTS
DOSIERUNG				

MEDIKAMENT: _____

	MORGENS	MITTAGS	ABENDS	NACHTS
DOSIERUNG				

MEDIKAMENTE

MEDIKAMENT: _____

	MORGENS	MITTAGS	ABENDS	NACHTS
DOSIERUNG				

MEDIKAMENT: _____

	MORGENS	MITTAGS	ABENDS	NACHTS
DOSIERUNG				

MEDIKAMENT: _____

	MORGENS	MITTAGS	ABENDS	NACHTS
DOSIERUNG				

MEDIKAMENT: _____

	MORGENS	MITTAGS	ABENDS	NACHTS
DOSIERUNG				

MEDIKAMENT: _____

	MORGENS	MITTAGS	ABENDS	NACHTS
DOSIERUNG				

SCHMERZPROTOKOLL

	Mo	Di	Mi	Do	Fr	Sa	So
Datum:	☐	☐	☐	☐	☐	☐	☐

SCHMERZEMPFINDEN GESAMT

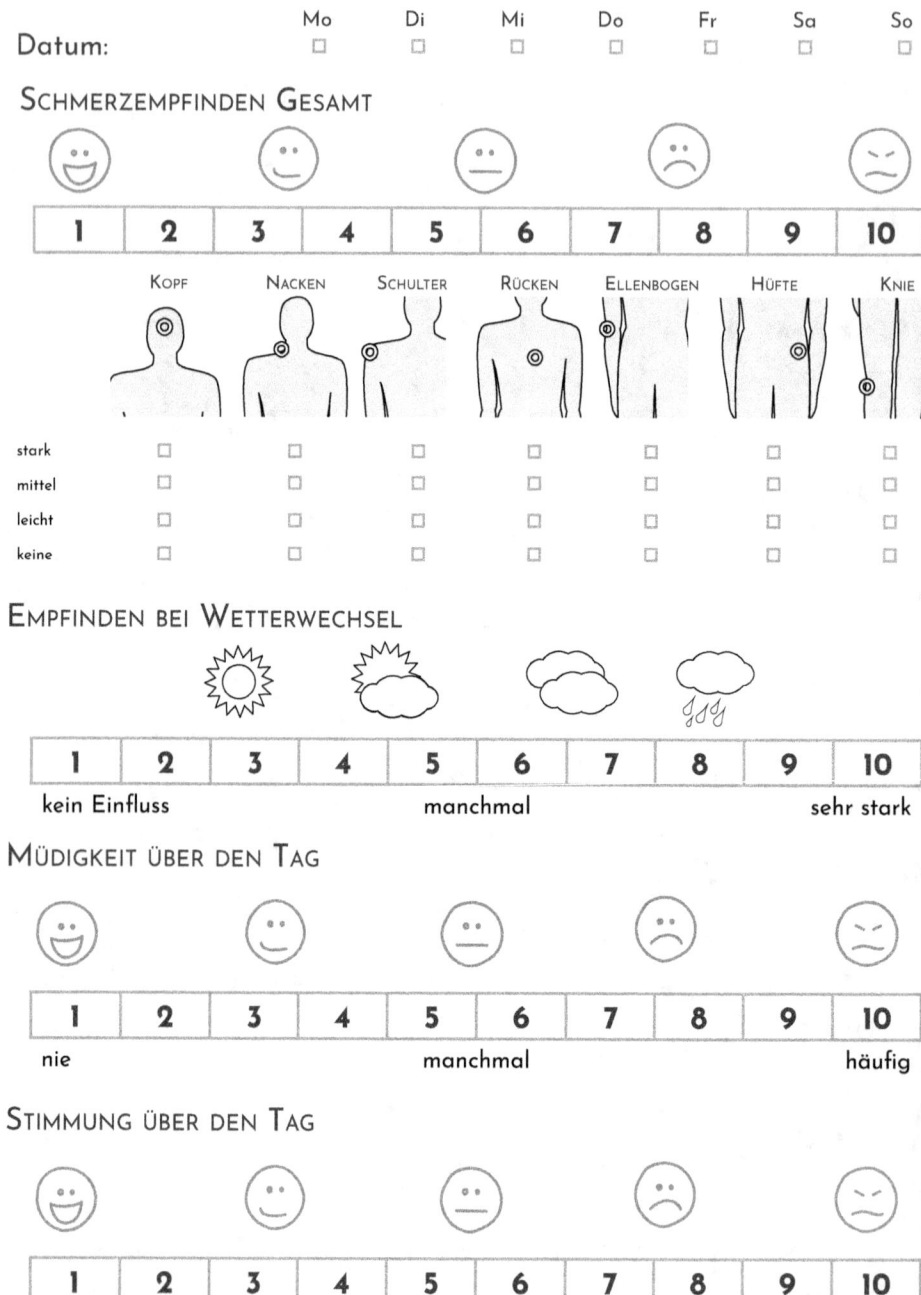

	Kopf	Nacken	Schulter	Rücken	Ellenbogen	Hüfte	Knie
stark	☐	☐	☐	☐	☐	☐	☐
mittel	☐	☐	☐	☐	☐	☐	☐
leicht	☐	☐	☐	☐	☐	☐	☐
keine	☐	☐	☐	☐	☐	☐	☐

EMPFINDEN BEI WETTERWECHSEL

1 – 2 – 3 – 4 – 5 – 6 – 7 – 8 – 9 – 10

kein Einfluss · manchmal · sehr stark

MÜDIGKEIT ÜBER DEN TAG

1 – 2 – 3 – 4 – 5 – 6 – 7 – 8 – 9 – 10

nie · manchmal · häufig

STIMMUNG ÜBER DEN TAG

1 – 2 – 3 – 4 – 5 – 6 – 7 – 8 – 9 – 10

fröhlich, zufrieden · depressiv, angespannt

Positive Dinge Heute

1. _____
2. _____
3. _____

Bewegung heute

1	2	3	4	5	6	7	8	9	10
nichts				mittel					viel

Eingenommene Medikamente	Dosierung
1	
2	
3	
4	

Besserung (1 - keine, 10 sehr viel) | 1 | 2 | 3 | 4 | 5 | 6 | 7 | 8 | 9 | 10 |

Andere Hilfsmittel	Dosierung
1	
2	
3	

Besserung (1 - keine, 10 sehr viel) | 1 | 2 | 3 | 4 | 5 | 6 | 7 | 8 | 9 | 10 |

Eingenommene Mahlzeiten	
Frühstück	
Mittag	
Abend	
Sonstiges	

Bemerkungen
_____
_____
_____

SCHMERZPROTOKOLL

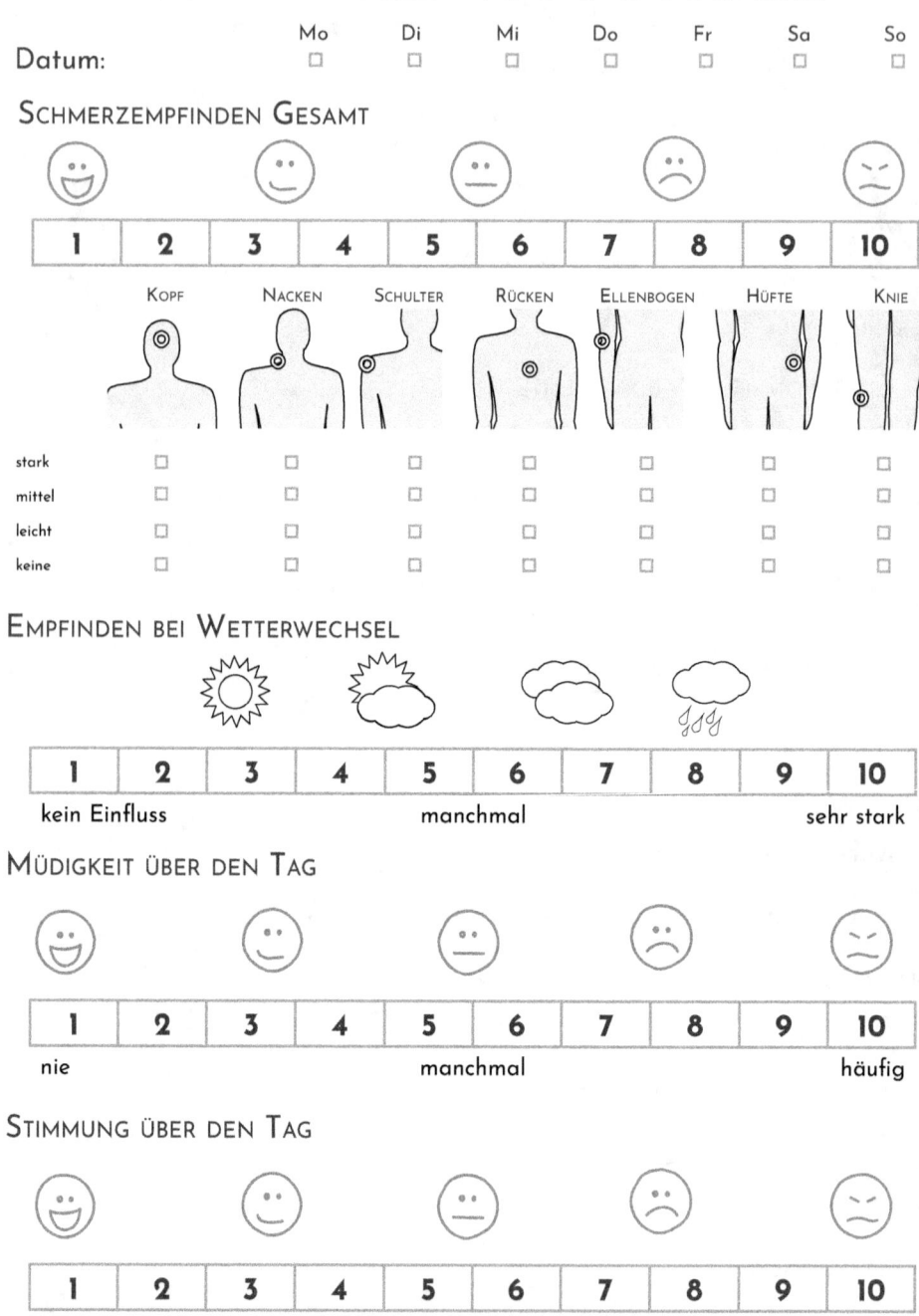

Positive Dinge Heute

1. _____
2. _____
3. _____

Bewegung Heute

1	2	3	4	5	6	7	8	9	10
nichts				mittel					viel

Eingenommene Medikamente	Dosierung
1	
2	
3	
4	

Besserung (1 - keine, 10 sehr viel): 1 | 2 | 3 | 4 | 5 | 6 | 7 | 8 | 9 | 10

Andere Hilfsmittel	Dosierung
1	
2	
3	

Besserung (1 - keine, 10 sehr viel): 1 | 2 | 3 | 4 | 5 | 6 | 7 | 8 | 9 | 10

Eingenommene Mahlzeiten	
Frühstück	
Mittag	
Abend	
Sonstiges	

Bemerkungen
_____
_____
_____

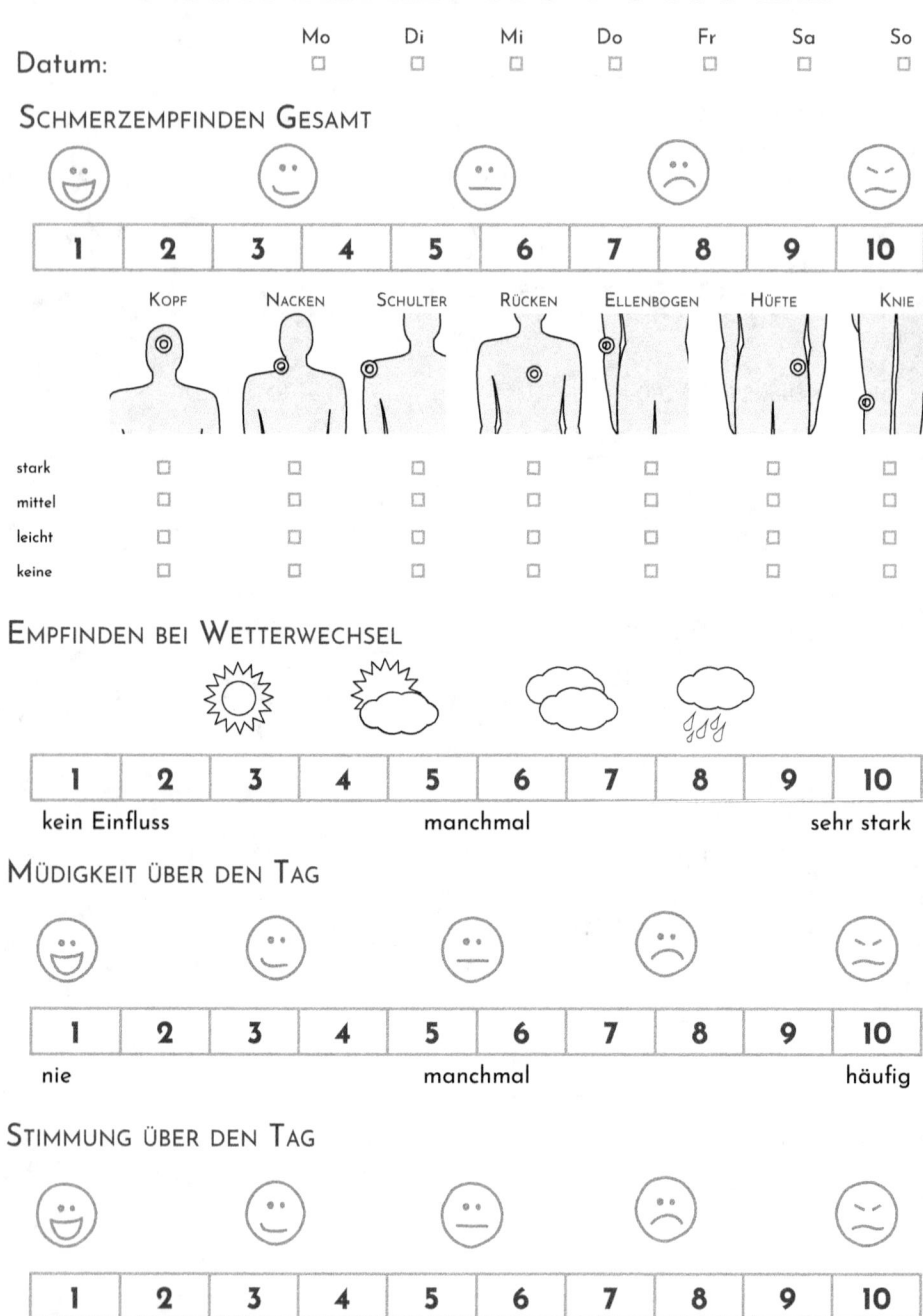

Positive Dinge Heute

1. _____
2. _____
3. _____

Bewegung Heute

1	2	3	4	5	6	7	8	9	10
nichts				mittel					viel

Eingenommene Medikamente	Dosierung
1	
2	
3	
4	

Besserung (1 - keine, 10 sehr viel): | 1 | 2 | 3 | 4 | 5 | 6 | 7 | 8 | 9 | 10 |

Andere Hilfsmittel	Dosierung
1	
2	
3	

Besserung (1 - keine, 10 sehr viel): | 1 | 2 | 3 | 4 | 5 | 6 | 7 | 8 | 9 | 10 |

Eingenommene Mahlzeiten	
Frühstück	
Mittag	
Abend	
Sonstiges	

Bemerkungen
_____
_____
_____

SCHMERZPROTOKOLL

	Mo	Di	Mi	Do	Fr	Sa	So
Datum:	☐	☐	☐	☐	☐	☐	☐

Schmerzempfinden Gesamt

| 1 | 2 | 3 | 4 | 5 | 6 | 7 | 8 | 9 | 10 |

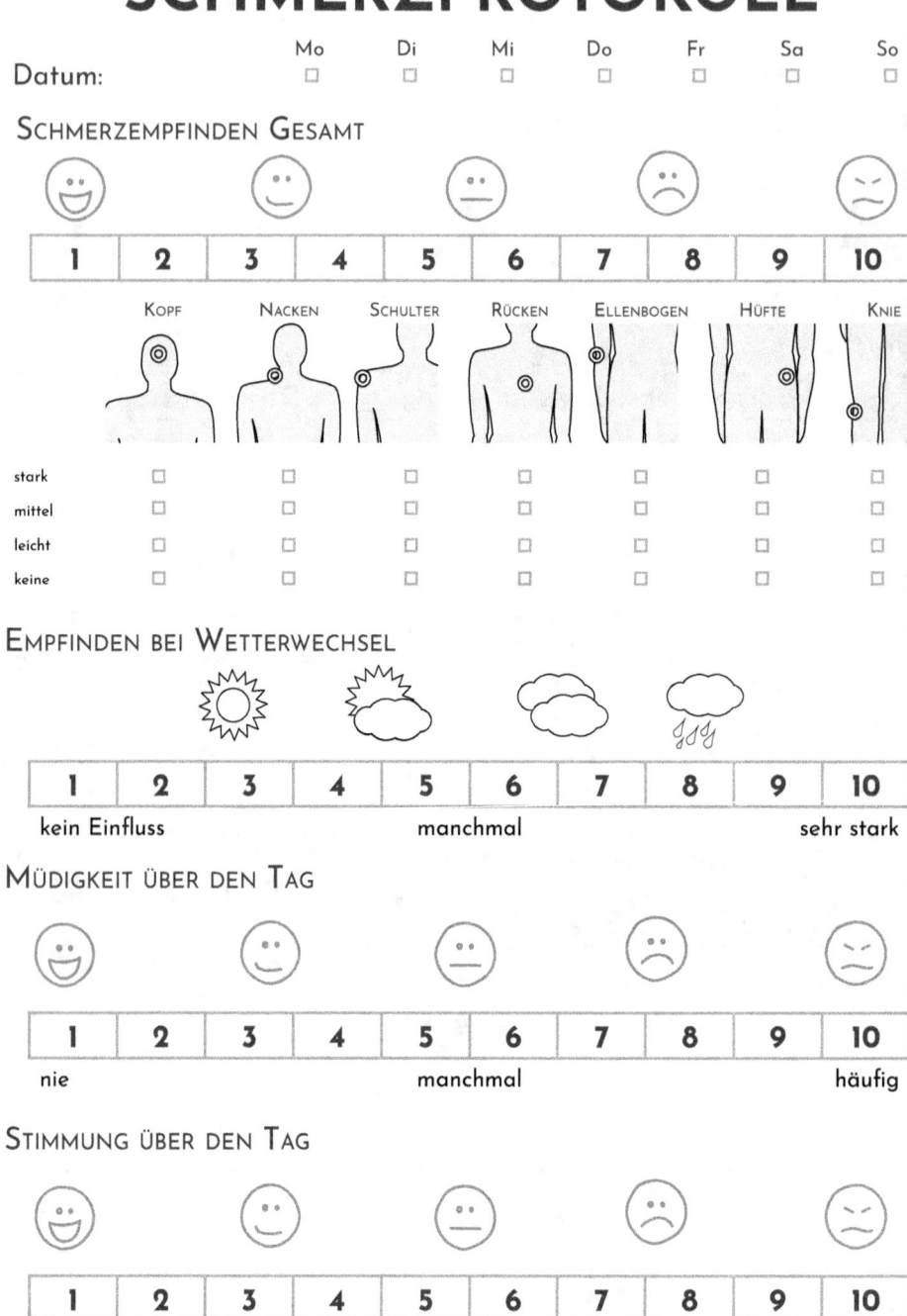

	Kopf	Nacken	Schulter	Rücken	Ellenbogen	Hüfte	Knie
stark	☐	☐	☐	☐	☐	☐	☐
mittel	☐	☐	☐	☐	☐	☐	☐
leicht	☐	☐	☐	☐	☐	☐	☐
keine	☐	☐	☐	☐	☐	☐	☐

Empfinden bei Wetterwechsel

| 1 | 2 | 3 | 4 | 5 | 6 | 7 | 8 | 9 | 10 |

kein Einfluss   manchmal   sehr stark

Müdigkeit über den Tag

| 1 | 2 | 3 | 4 | 5 | 6 | 7 | 8 | 9 | 10 |

nie   manchmal   häufig

Stimmung über den Tag

| 1 | 2 | 3 | 4 | 5 | 6 | 7 | 8 | 9 | 10 |

fröhlich, zufrieden   depressiv, angespannt

Positive Dinge Heute

1. _____
2. _____
3. _____

Bewegung heute

1	2	3	4	5	6	7	8	9	10
nichts				mittel					viel

Eingenommene Medikamente	Dosierung
1	
2	
3	
4	
Besserung (1 - keine, 10 sehr viel)	1 2 3 4 5 6 7 8 9 10

Andere Hilfsmittel	Dosierung
1	
2	
3	
Besserung (1 - keine, 10 sehr viel)	1 2 3 4 5 6 7 8 9 10

Eingenommene Mahlzeiten	
Frühstück	
Mittag	
Abend	
Sonstiges	

Bemerkungen
_____
_____
_____

SCHMERZPROTOKOLL

	Mo	Di	Mi	Do	Fr	Sa	So
Datum:	☐	☐	☐	☐	☐	☐	☐

Schmerzempfinden Gesamt

1 2 3 4 5 6 7 8 9 10

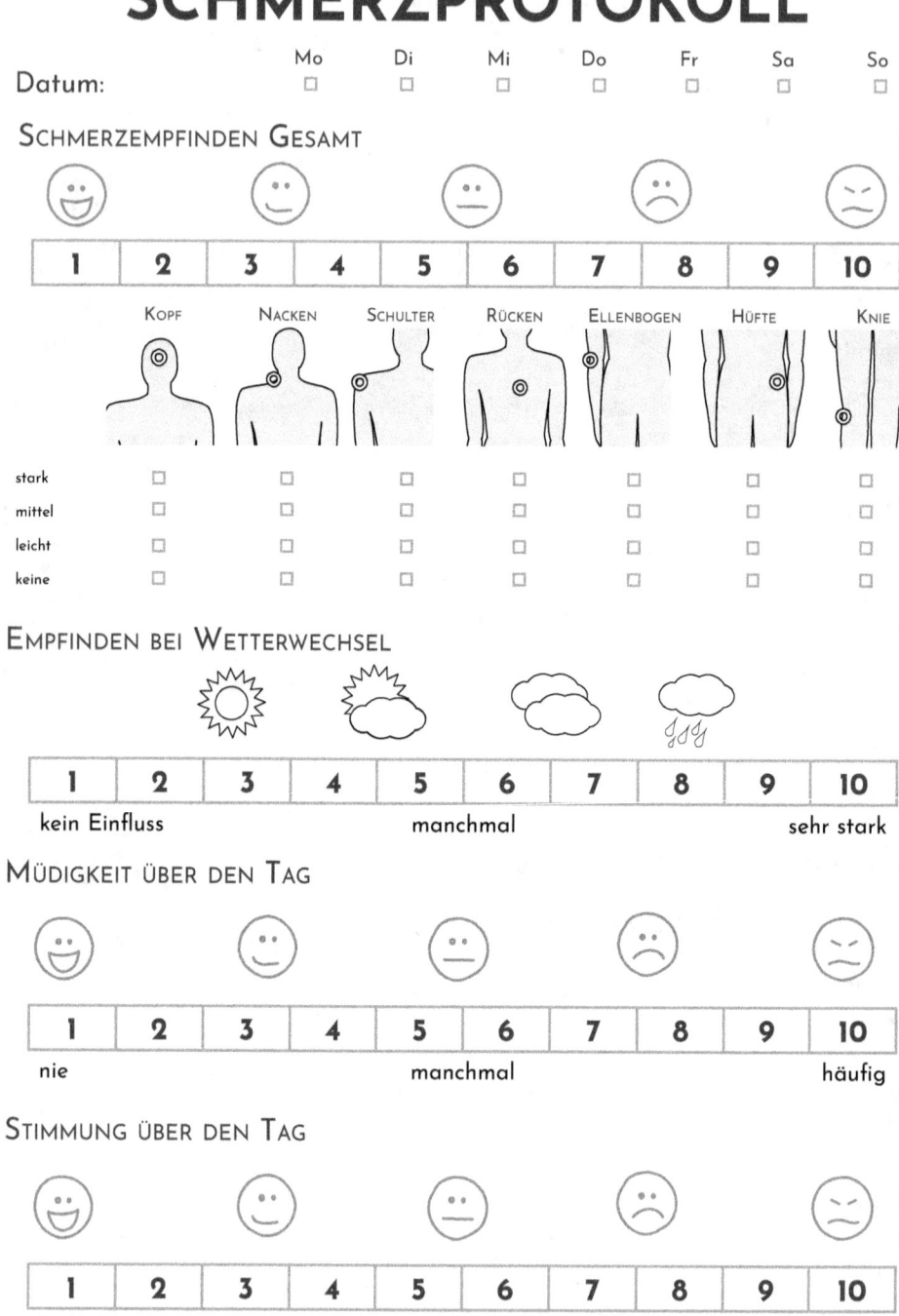

	Kopf	Nacken	Schulter	Rücken	Ellenbogen	Hüfte	Knie
stark	☐	☐	☐	☐	☐	☐	☐
mittel	☐	☐	☐	☐	☐	☐	☐
leicht	☐	☐	☐	☐	☐	☐	☐
keine	☐	☐	☐	☐	☐	☐	☐

Empfinden bei Wetterwechsel

1 2 3 4 5 6 7 8 9 10

kein Einfluss — manchmal — sehr stark

Müdigkeit über den Tag

1 2 3 4 5 6 7 8 9 10

nie — manchmal — häufig

Stimmung über den Tag

1 2 3 4 5 6 7 8 9 10

fröhlich, zufrieden — depressiv, angespannt

Positive Dinge Heute

1. _____
2. _____
3. _____

Bewegung heute

1	2	3	4	5	6	7	8	9	10
nichts				mittel					viel

Eingenommene Medikamente	Dosierung
1	
2	
3	
4	

Besserung (1 - keine, 10 sehr viel) | 1 | 2 | 3 | 4 | 5 | 6 | 7 | 8 | 9 | 10 |

Andere Hilfsmittel	Dosierung
1	
2	
3	

Besserung (1 - keine, 10 sehr viel) | 1 | 2 | 3 | 4 | 5 | 6 | 7 | 8 | 9 | 10 |

Eingenommene Mahlzeiten	
Frühstück	
Mittag	
Abend	
Sonstiges	

Bemerkungen
_____
_____
_____

SCHMERZPROTOKOLL

Datum: Mo ☐ Di ☐ Mi ☐ Do ☐ Fr ☐ Sa ☐ So ☐

Schmerzempfinden Gesamt

1	2	3	4	5	6	7	8	9	10

	Kopf	Nacken	Schulter	Rücken	Ellenbogen	Hüfte	Knie
stark	☐	☐	☐	☐	☐	☐	☐
mittel	☐	☐	☐	☐	☐	☐	☐
leicht	☐	☐	☐	☐	☐	☐	☐
keine	☐	☐	☐	☐	☐	☐	☐

Empfinden bei Wetterwechsel

1	2	3	4	5	6	7	8	9	10

kein Einfluss   manchmal   sehr stark

Müdigkeit über den Tag

1	2	3	4	5	6	7	8	9	10

nie   manchmal   häufig

Stimmung über den Tag

1	2	3	4	5	6	7	8	9	10

fröhlich, zufrieden   depressiv, angespannt

Positive Dinge Heute

1. _____
2. _____
3. _____

Bewegung Heute

1	2	3	4	5	6	7	8	9	10

nichts   mittel   viel

Eingenommene Medikamente	Dosierung

Besserung (1 - keine, 10 sehr viel)	1	2	3	4	5	6	7	8	9	10

Andere Hilfsmittel	Dosierung

Besserung (1 - keine, 10 sehr viel)	1	2	3	4	5	6	7	8	9	10

Eingenommene Mahlzeiten	
Frühstück	
Mittag	
Abend	
Sonstiges	

Bemerkungen _____
_____
_____
_____

SCHMERZPROTOKOLL

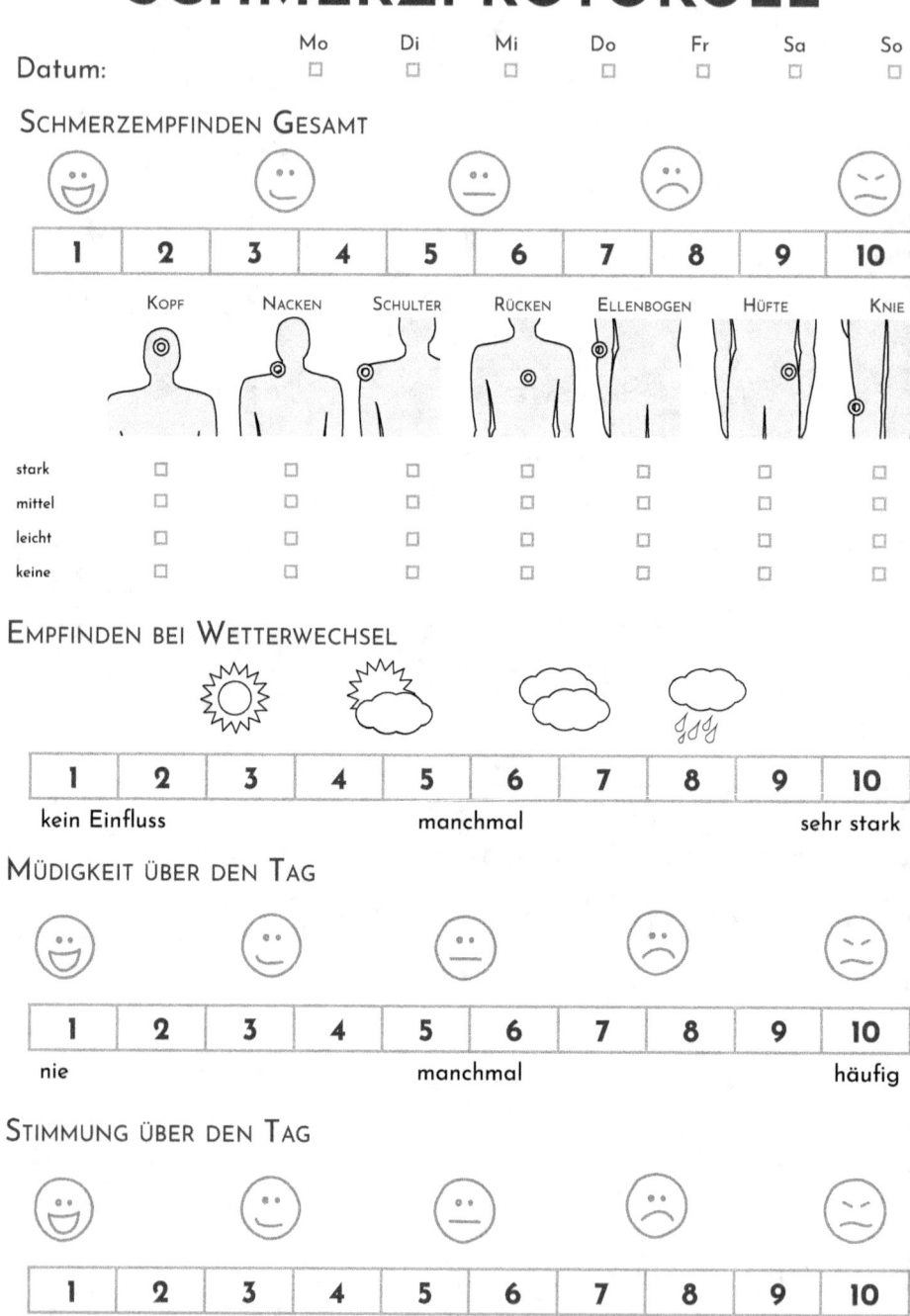

Positive Dinge Heute

1. _____
2. _____
3. _____

Bewegung heute

1	2	3	4	5	6	7	8	9	10

nichts   mittel   viel

Eingenommene Medikamente	Dosierung
1	
2	
3	
4	

Besserung (1 - keine, 10 sehr viel)	1	2	3	4	5	6	7	8	9	10

Andere Hilfsmittel	Dosierung
1	
2	
3	

Besserung (1 - keine, 10 sehr viel)	1	2	3	4	5	6	7	8	9	10

Eingenommene Mahlzeiten	
Frühstück	
Mittag	
Abend	
Sonstiges	

Bemerkungen
_____
_____
_____

SCHMERZPROTOKOLL

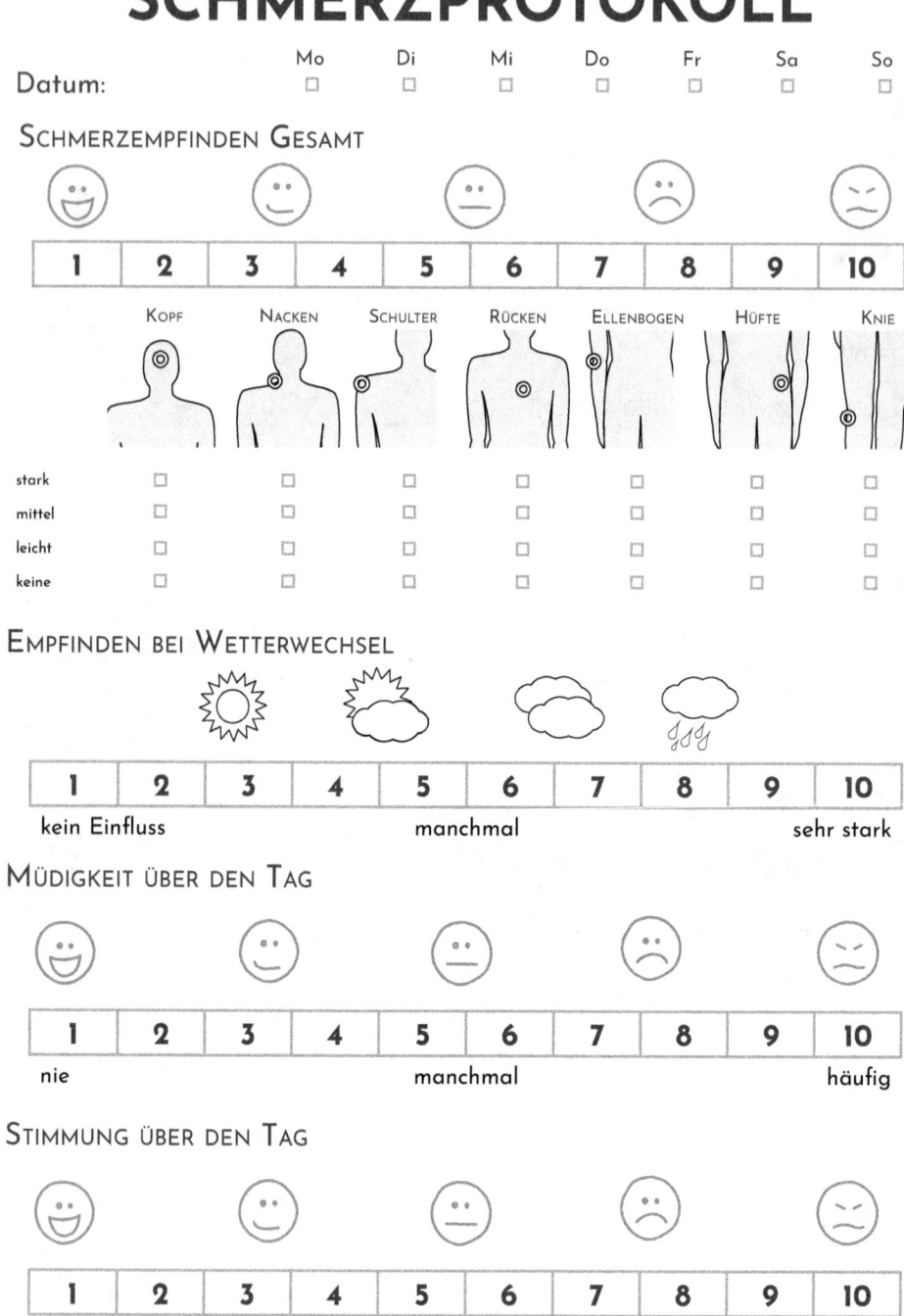

Datum: Mo ☐   Di ☐   Mi ☐   Do ☐   Fr ☐   Sa ☐   So ☐

Schmerzempfinden Gesamt

| 1 | 2 | 3 | 4 | 5 | 6 | 7 | 8 | 9 | 10 |

	Kopf	Nacken	Schulter	Rücken	Ellenbogen	Hüfte	Knie
stark	☐	☐	☐	☐	☐	☐	☐
mittel	☐	☐	☐	☐	☐	☐	☐
leicht	☐	☐	☐	☐	☐	☐	☐
keine	☐	☐	☐	☐	☐	☐	☐

Empfinden bei Wetterwechsel

| 1 | 2 | 3 | 4 | 5 | 6 | 7 | 8 | 9 | 10 |

kein Einfluss — manchmal — sehr stark

Müdigkeit über den Tag

| 1 | 2 | 3 | 4 | 5 | 6 | 7 | 8 | 9 | 10 |

nie — manchmal — häufig

Stimmung über den Tag

| 1 | 2 | 3 | 4 | 5 | 6 | 7 | 8 | 9 | 10 |

fröhlich, zufrieden — depressiv, angespannt

POSITIVE DINGE HEUTE

1.
2.
3.

BEWEGUNG HEUTE

1	2	3	4	5	6	7	8	9	10
nichts				mittel					viel

EINGENOMMENE MEDIKAMENTE	DOSIERUNG
1	
2	
3	
4	

Besserung (1 - keine, 10 sehr viel): 1 2 3 4 5 6 7 8 9 10

ANDERE HILFSMITTEL	DOSIERUNG
1	
2	
3	

Besserung (1 - keine, 10 sehr viel): 1 2 3 4 5 6 7 8 9 10

EINGENOMMENE MAHLZEITEN	
Frühstück	
Mittag	
Abend	
Sonstiges	

Bemerkungen

SCHMERZPROTOKOLL

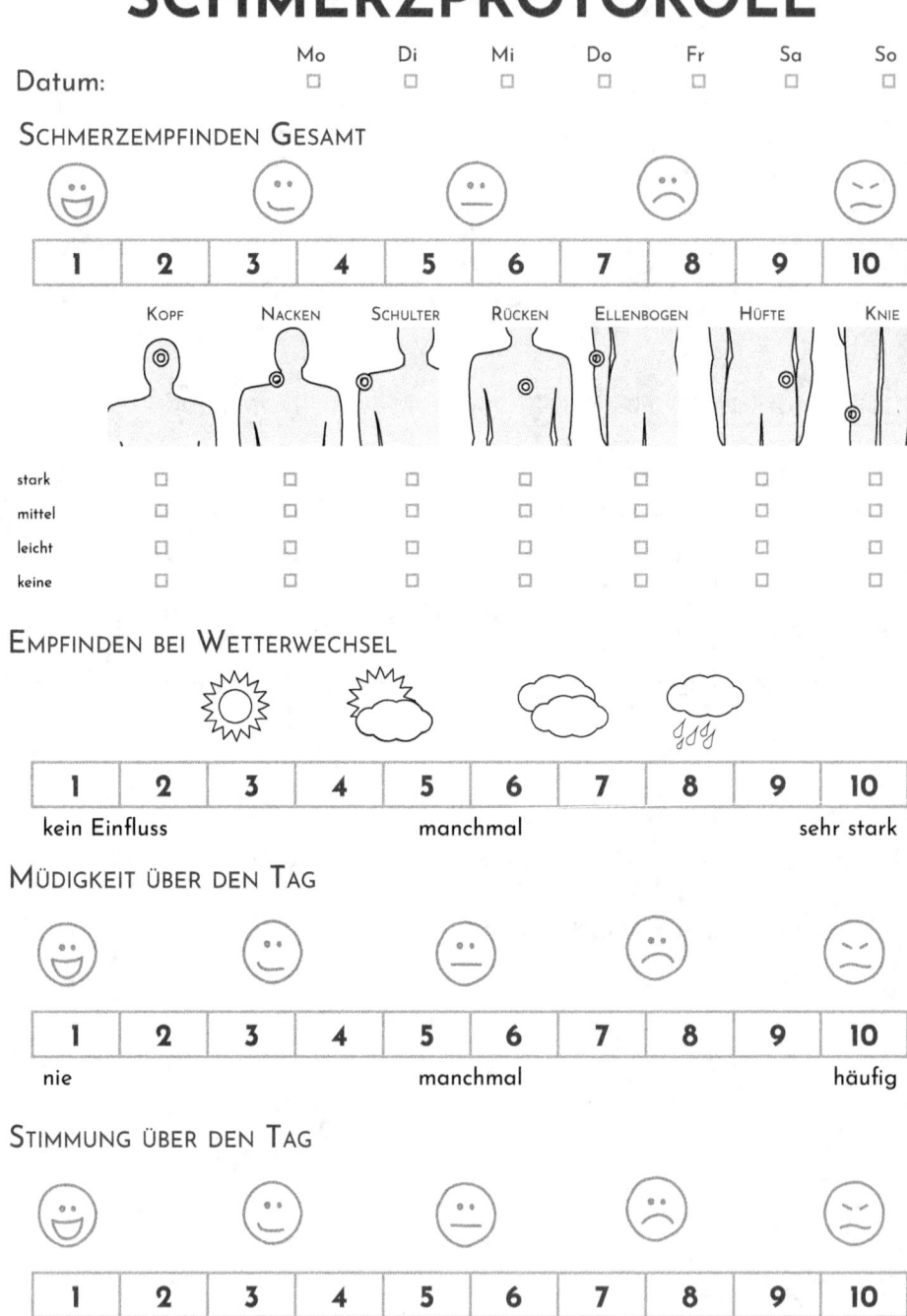

Positive Dinge Heute

1. _____
2. _____
3. _____

Bewegung Heute

1	2	3	4	5	6	7	8	9	10

nichts — mittel — viel

Eingenommene Medikamente	Dosierung

Besserung (1 - keine, 10 sehr viel) | 1 | 2 | 3 | 4 | 5 | 6 | 7 | 8 | 9 | 10 |

Andere Hilfsmittel	Dosierung

Besserung (1 - keine, 10 sehr viel) | 1 | 2 | 3 | 4 | 5 | 6 | 7 | 8 | 9 | 10 |

Eingenommene Mahlzeiten	
Frühstück	
Mittag	
Abend	
Sonstiges	

Bemerkungen
_____
_____
_____
_____

SCHMERZPROTOKOLL

Datum:	Mo ☐	Di ☐	Mi ☐	Do ☐	Fr ☐	Sa ☐	So ☐

Schmerzempfinden Gesamt

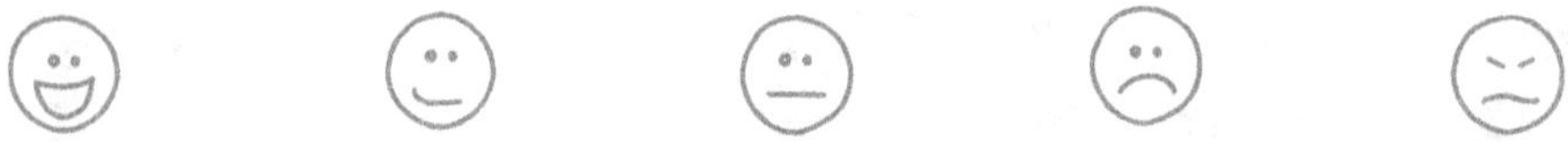

😀		🙂		😐		🙁		😠	
1	2	3	4	5	6	7	8	9	10

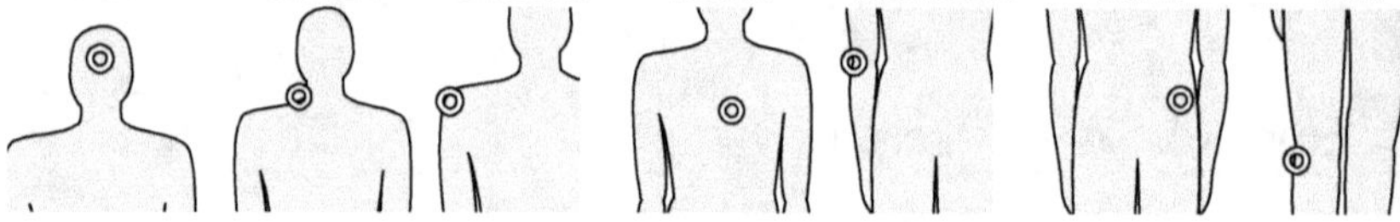

	Kopf	Nacken	Schulter	Rücken	Ellenbogen	Hüfte	Knie
stark	☐	☐	☐	☐	☐	☐	☐
mittel	☐	☐	☐	☐	☐	☐	☐
leicht	☐	☐	☐	☐	☐	☐	☐
keine	☐	☐	☐	☐	☐	☐	☐

Empfinden bei Wetterwechsel

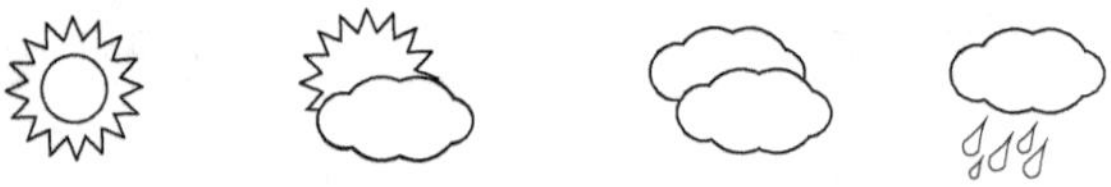

1	2	3	4	5	6	7	8	9	10
kein Einfluss				manchmal					sehr stark

Müdigkeit über den Tag

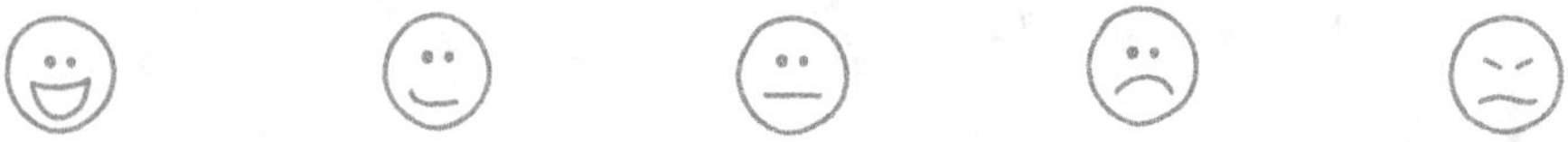

1	2	3	4	5	6	7	8	9	10
nie				manchmal					häufig

Stimmung über den Tag

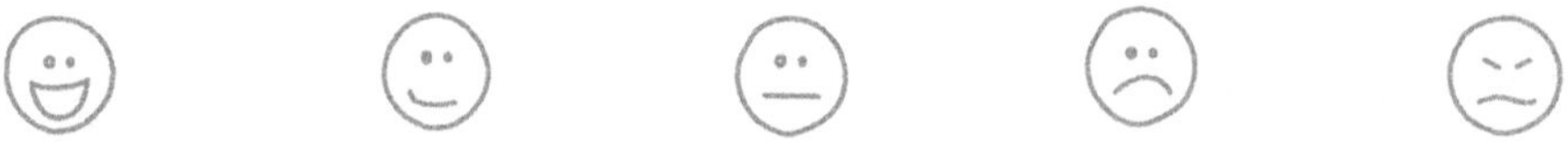

1	2	3	4	5	6	7	8	9	10
fröhlich, zufrieden							depressiv, angespannt		

Positive Dinge Heute

1. _____
2. _____
3. _____

Bewegung Heute

1	2	3	4	5	6	7	8	9	10

nichts — mittel — viel

Eingenommene Medikamente	Dosierung
1	
2	
3	
4	

Besserung (1 - keine, 10 sehr viel): 1 2 3 4 5 6 7 8 9 10

Andere Hilfsmittel	Dosierung
1	
2	
3	

Besserung (1 - keine, 10 sehr viel): 1 2 3 4 5 6 7 8 9 10

Eingenommene Mahlzeiten	
Frühstück	
Mittag	
Abend	
Sonstiges	

Bemerkungen
_____
_____
_____

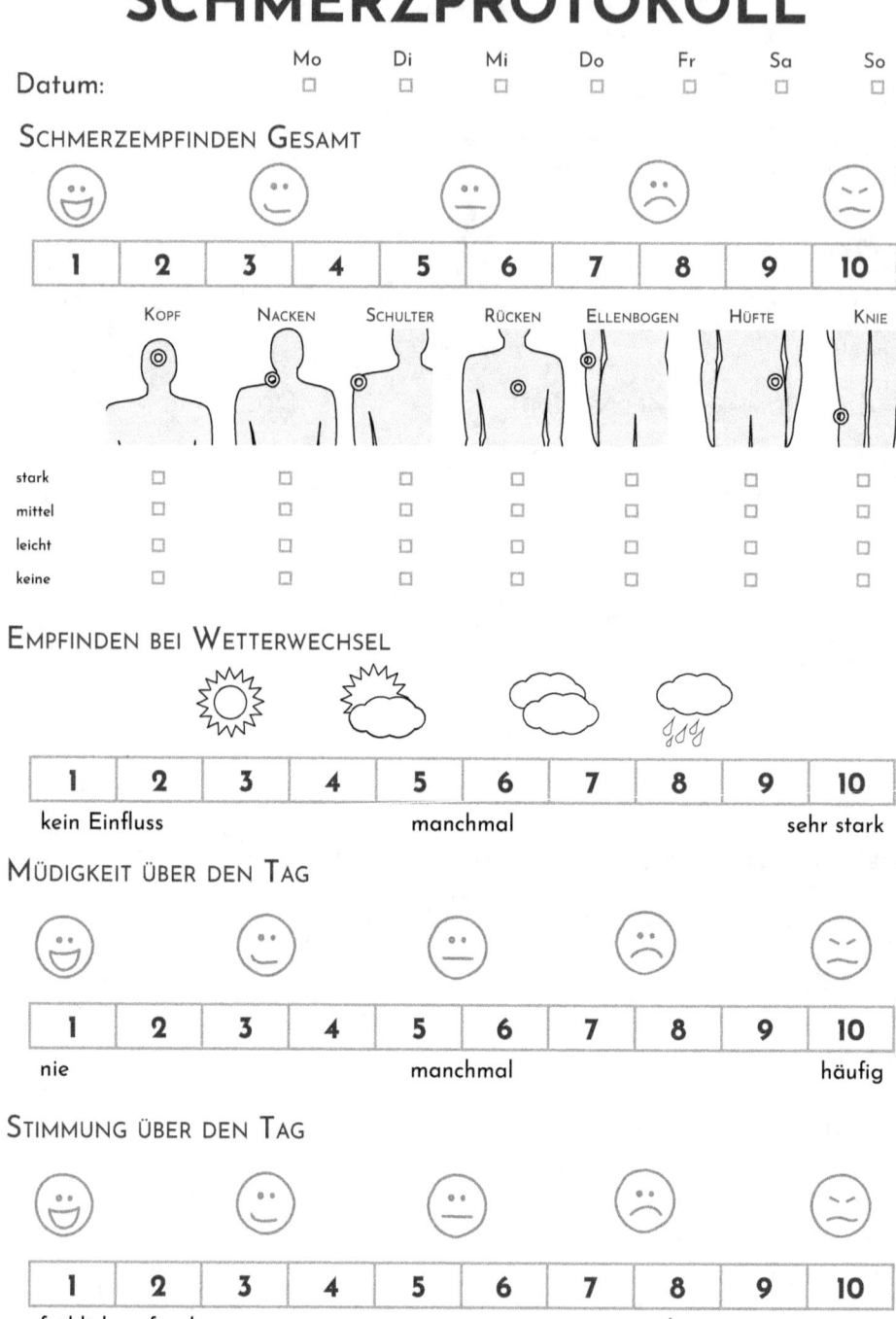

Positive Dinge Heute

1. _____
2. _____
3. _____

Bewegung heute

1	2	3	4	5	6	7	8	9	10

nichts · mittel · viel

Eingenommene Medikamente	Dosierung
1	
2	
3	
4	

Besserung (1 - keine, 10 sehr viel): 1 | 2 | 3 | 4 | 5 | 6 | 7 | 8 | 9 | 10

Andere Hilfsmittel	Dosierung
1	
2	
3	

Besserung (1 - keine, 10 sehr viel): 1 | 2 | 3 | 4 | 5 | 6 | 7 | 8 | 9 | 10

Eingenommene Mahlzeiten	
Frühstück	
Mittag	
Abend	
Sonstiges	

Bemerkungen

_____
_____
_____

SCHMERZPROTOKOLL

Datum: Mo ☐ Di ☐ Mi ☐ Do ☐ Fr ☐ Sa ☐ So ☐

Schmerzempfinden Gesamt

| 1 | 2 | 3 | 4 | 5 | 6 | 7 | 8 | 9 | 10 |

	Kopf	Nacken	Schulter	Rücken	Ellenbogen	Hüfte	Knie
stark	☐	☐	☐	☐	☐	☐	☐
mittel	☐	☐	☐	☐	☐	☐	☐
leicht	☐	☐	☐	☐	☐	☐	☐
keine	☐	☐	☐	☐	☐	☐	☐

Empfinden bei Wetterwechsel

| 1 | 2 | 3 | 4 | 5 | 6 | 7 | 8 | 9 | 10 |

kein Einfluss — manchmal — sehr stark

Müdigkeit über den Tag

| 1 | 2 | 3 | 4 | 5 | 6 | 7 | 8 | 9 | 10 |

nie — manchmal — häufig

Stimmung über den Tag

| 1 | 2 | 3 | 4 | 5 | 6 | 7 | 8 | 9 | 10 |

fröhlich, zufrieden — depressiv, angespannt

Positive Dinge Heute

1. _____
2. _____
3. _____

Bewegung Heute

1	2	3	4	5	6	7	8	9	10
nichts				mittel					viel

Eingenommene Medikamente	Dosierung

Besserung (1 - keine, 10 sehr viel) | 1 | 2 | 3 | 4 | 5 | 6 | 7 | 8 | 9 | 10 |

Andere Hilfsmittel	Dosierung

Besserung (1 - keine, 10 sehr viel) | 1 | 2 | 3 | 4 | 5 | 6 | 7 | 8 | 9 | 10 |

Eingenommene Mahlzeiten	
Frühstück	
Mittag	
Abend	
Sonstiges	

Bemerkungen
_____
_____
_____

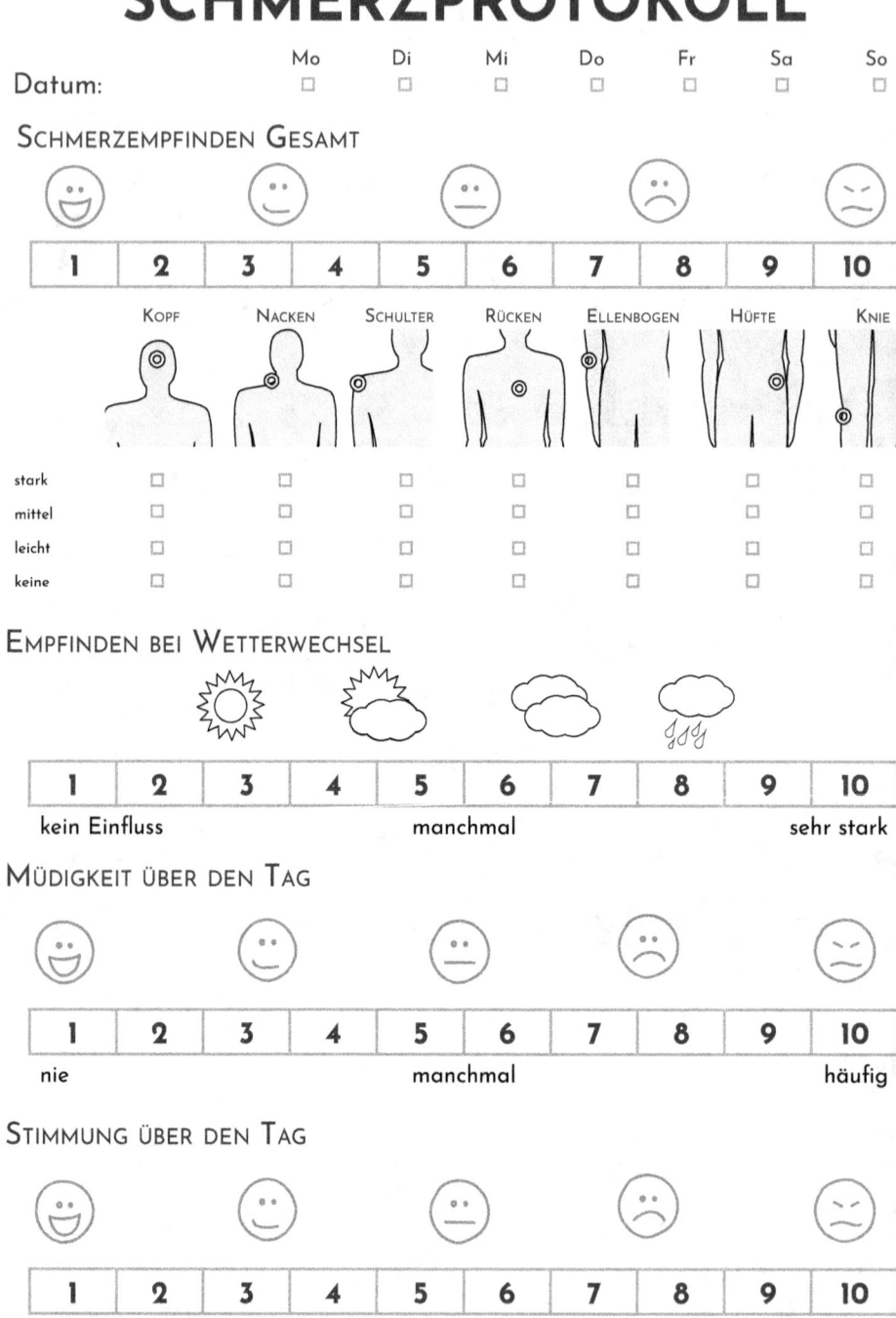

POSITIVE DINGE HEUTE

1. _____
2. _____
3. _____

BEWEGUNG HEUTE

1	2	3	4	5	6	7	8	9	10
nichts				mittel					viel

EINGENOMMENE MEDIKAMENTE	DOSIERUNG
1	
2	
3	
4	

Besserung (1 - keine, 10 sehr viel): | 1 | 2 | 3 | 4 | 5 | 6 | 7 | 8 | 9 | 10 |

ANDERE HILFSMITTEL	DOSIERUNG
1	
2	
3	

Besserung (1 - keine, 10 sehr viel): | 1 | 2 | 3 | 4 | 5 | 6 | 7 | 8 | 9 | 10 |

EINGENOMMENE MAHLZEITEN	
Frühstück	
Mittag	
Abend	
Sonstiges	

Bemerkungen
_____
_____

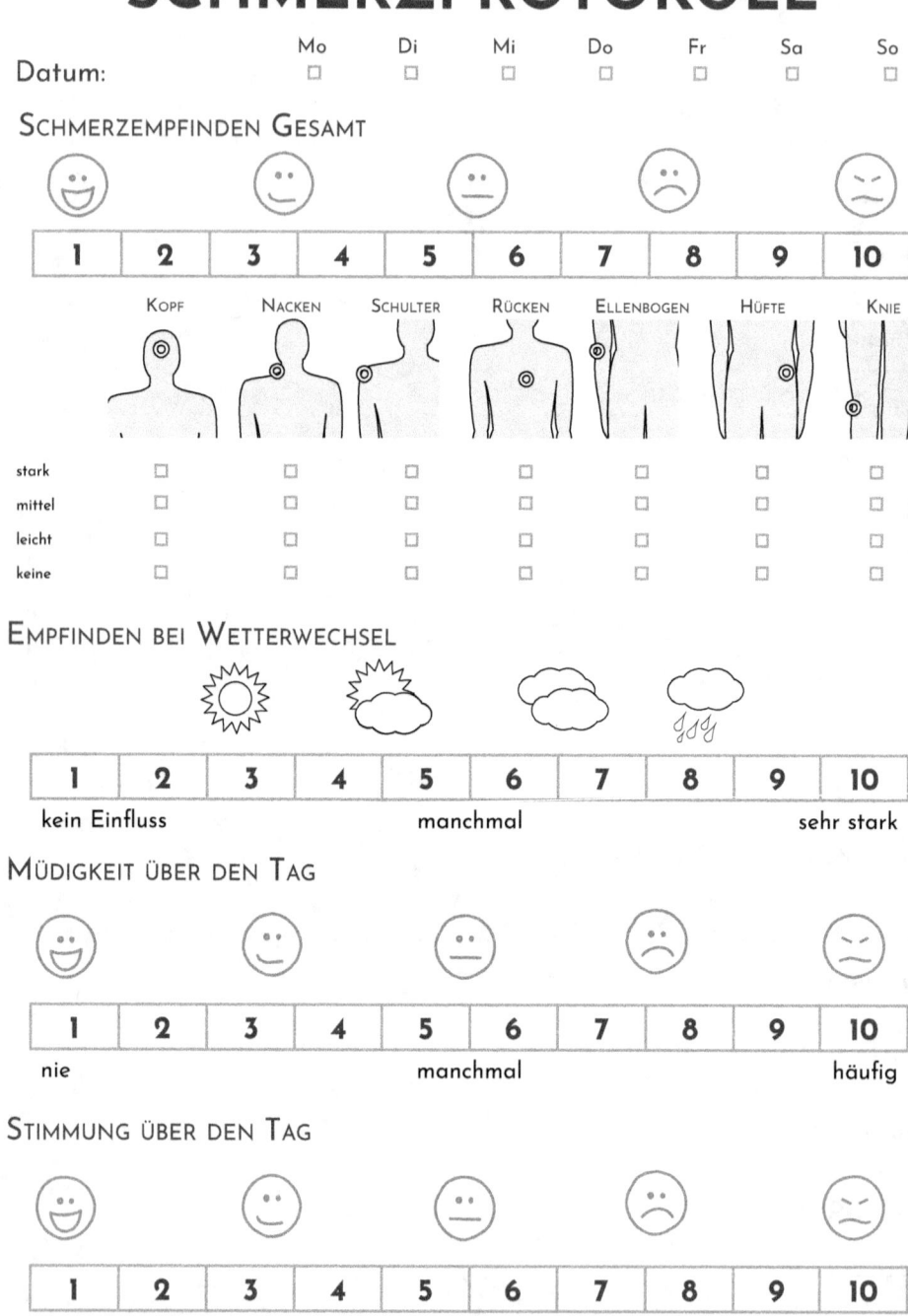

Positive Dinge Heute

1.
2.
3.

Bewegung Heute

1	2	3	4	5	6	7	8	9	10
nichts				mittel					viel

Eingenommene Medikamente	Dosierung
1	
2	
3	
4	

Besserung (1 - keine, 10 sehr viel)	1	2	3	4	5	6	7	8	9	10

Andere Hilfsmittel	Dosierung
1	
2	
3	

Besserung (1 - keine, 10 sehr viel)	1	2	3	4	5	6	7	8	9	10

Eingenommene Mahlzeiten	
Frühstück	
Mittag	
Abend	
Sonstiges	
Bemerkungen	

SCHMERZPROTOKOLL

	Mo	Di	Mi	Do	Fr	Sa	So
Datum:	☐	☐	☐	☐	☐	☐	☐

SCHMERZEMPFINDEN GESAMT

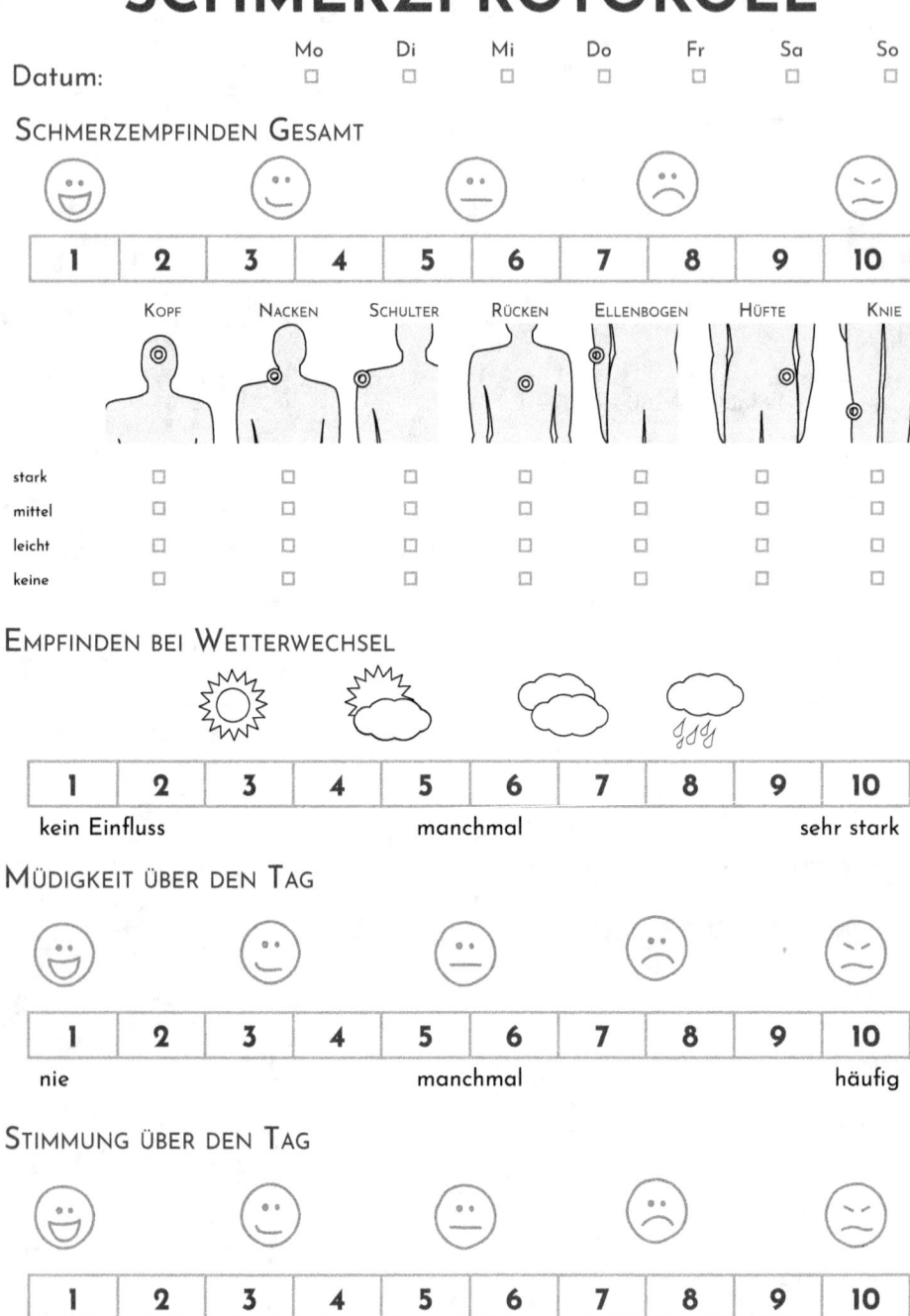

Positive Dinge Heute

1. _____
2. _____
3. _____

Bewegung Heute

1	2	3	4	5	6	7	8	9	10

nichts   mittel   viel

Eingenommene Medikamente	Dosierung

Besserung (1 - keine, 10 sehr viel) | 1 | 2 | 3 | 4 | 5 | 6 | 7 | 8 | 9 | 10 |

Andere Hilfsmittel	Dosierung

Besserung (1 - keine, 10 sehr viel) | 1 | 2 | 3 | 4 | 5 | 6 | 7 | 8 | 9 | 10 |

Eingenommene Mahlzeiten	
Frühstück	
Mittag	
Abend	
Sonstiges	

Bemerkungen
_____
_____
_____

SCHMERZPROTOKOLL

Datum: Mo ☐ Di ☐ Mi ☐ Do ☐ Fr ☐ Sa ☐ So ☐

Schmerzempfinden Gesamt

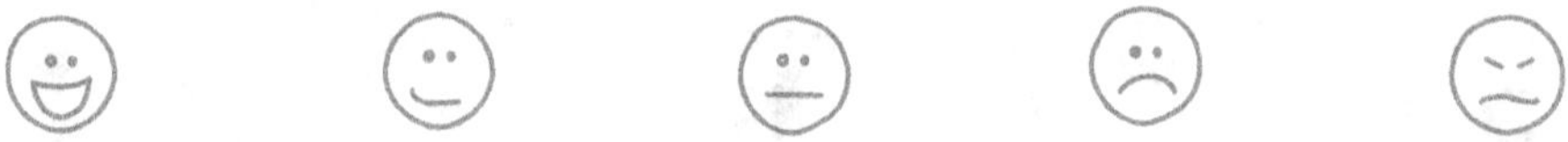

1	2	3	4	5	6	7	8	9	10

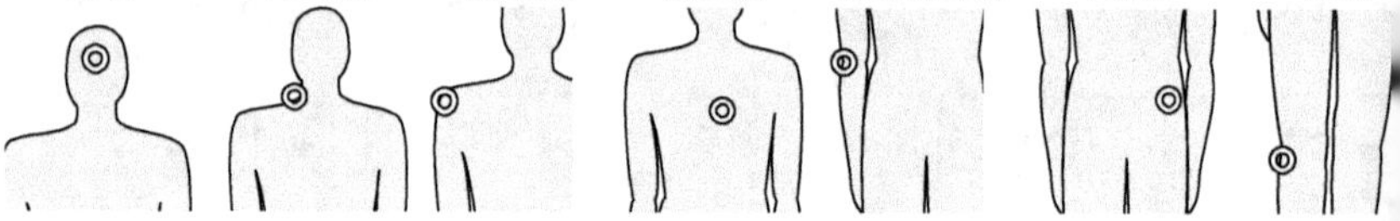

	Kopf	Nacken	Schulter	Rücken	Ellenbogen	Hüfte	Knie
stark	☐	☐	☐	☐	☐	☐	☐
mittel	☐	☐	☐	☐	☐	☐	☐
leicht	☐	☐	☐	☐	☐	☐	☐
keine	☐	☐	☐	☐	☐	☐	☐

Empfinden bei Wetterwechsel

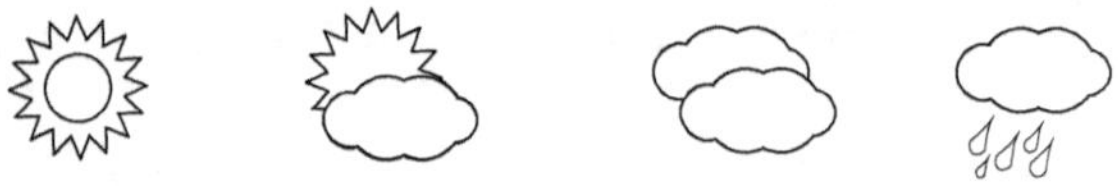

1	2	3	4	5	6	7	8	9	10

kein Einfluss · manchmal · sehr stark

Müdigkeit über den Tag

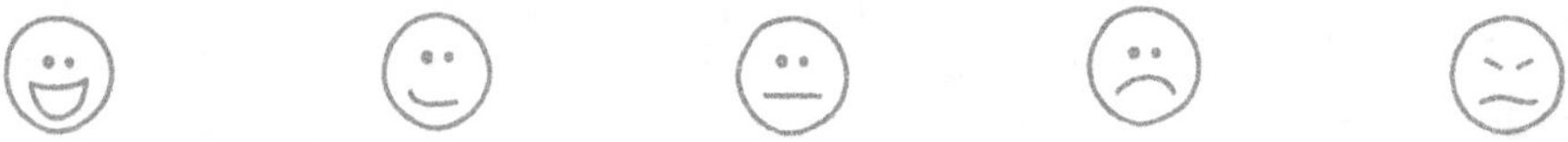

1	2	3	4	5	6	7	8	9	10

nie · manchmal · häufig

Stimmung über den Tag

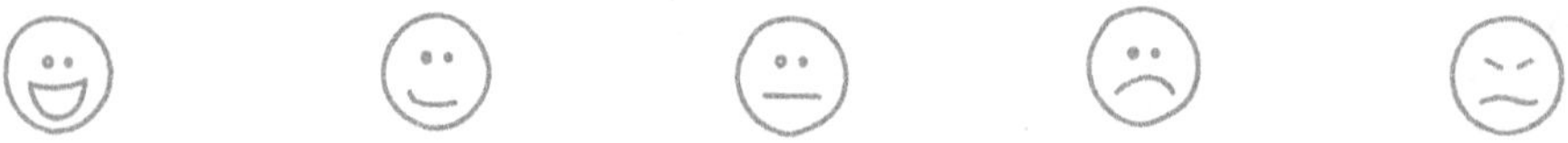

1	2	3	4	5	6	7	8	9	10

fröhlich, zufrieden · depressiv, angespannt

Positive Dinge Heute

1. _____
2. _____
3. _____

Bewegung Heute

1	2	3	4	5	6	7	8	9	10
nichts				mittel					viel

Eingenommene Medikamente	Dosierung
1	
2	
3	
4	

Besserung (1 - keine, 10 sehr viel): | 1 | 2 | 3 | 4 | 5 | 6 | 7 | 8 | 9 | 10 |

Andere Hilfsmittel	Dosierung
1	
2	
3	

Besserung (1 - keine, 10 sehr viel): | 1 | 2 | 3 | 4 | 5 | 6 | 7 | 8 | 9 | 10 |

Eingenommene Mahlzeiten	
Frühstück	
Mittag	
Abend	
Sonstiges	

Bemerkungen
_____
_____
_____

SCHMERZPROTOKOLL

Datum: | Mo ☐ | Di ☐ | Mi ☐ | Do ☐ | Fr ☐ | Sa ☐ | So ☐

Schmerzempfinden Gesamt

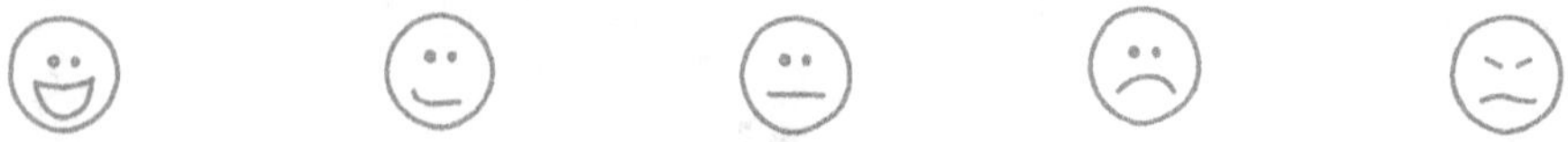

| 1 | 2 | 3 | 4 | 5 | 6 | 7 | 8 | 9 | 10 |

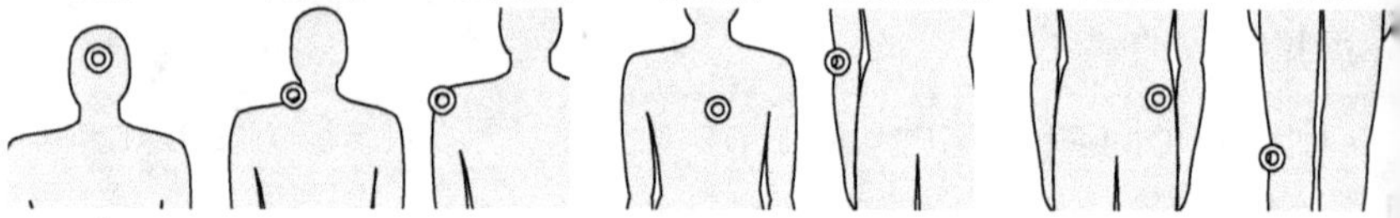

	Kopf	Nacken	Schulter	Rücken	Ellenbogen	Hüfte	Knie
stark	☐	☐	☐	☐	☐	☐	☐
mittel	☐	☐	☐	☐	☐	☐	☐
leicht	☐	☐	☐	☐	☐	☐	☐
keine	☐	☐	☐	☐	☐	☐	☐

Empfinden bei Wetterwechsel

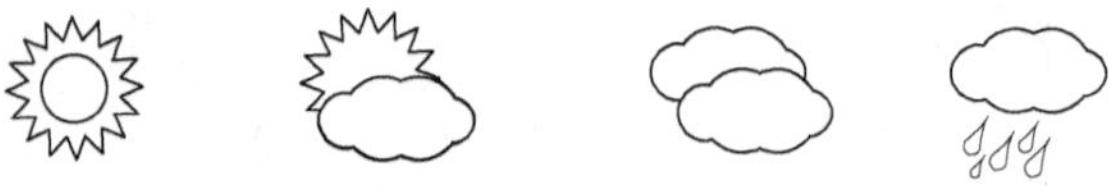

| 1 | 2 | 3 | 4 | 5 | 6 | 7 | 8 | 9 | 10 |

kein Einfluss   manchmal   sehr stark

Müdigkeit über den Tag

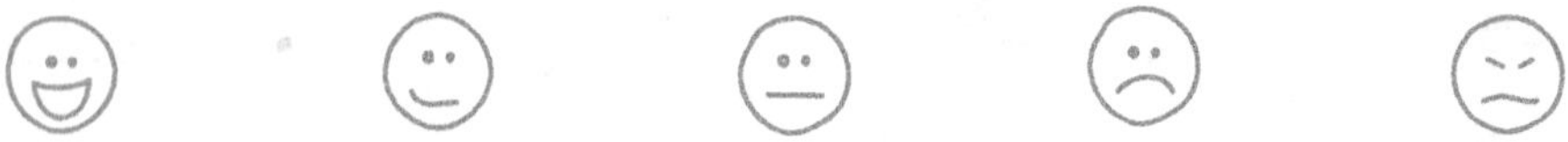

| 1 | 2 | 3 | 4 | 5 | 6 | 7 | 8 | 9 | 10 |

nie   manchmal   häufig

Stimmung über den Tag

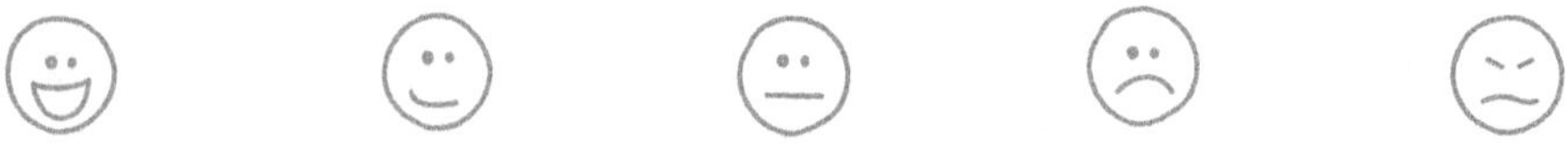

| 1 | 2 | 3 | 4 | 5 | 6 | 7 | 8 | 9 | 10 |

fröhlich, zufrieden   depressiv, angespannt

Positive Dinge Heute

1.
2.
3.

Bewegung Heute

1	2	3	4	5	6	7	8	9	10

nichts   mittel   viel

Eingenommene Medikamente	Dosierung
1	
2	
3	
4	

Besserung (1 - keine, 10 sehr viel)	1	2	3	4	5	6	7	8	9	10

Andere Hilfsmittel	Dosierung
1	
2	
3	

Besserung (1 - keine, 10 sehr viel)	1	2	3	4	5	6	7	8	9	10

Eingenommene Mahlzeiten	
Frühstück	
Mittag	
Abend	
Sonstiges	

Bemerkungen

SCHMERZPROTOKOLL

Datum: Mo ☐ Di ☐ Mi ☐ Do ☐ Fr ☐ Sa ☐ So ☐

Schmerzempfinden Gesamt

1	2	3	4	5	6	7	8	9	10

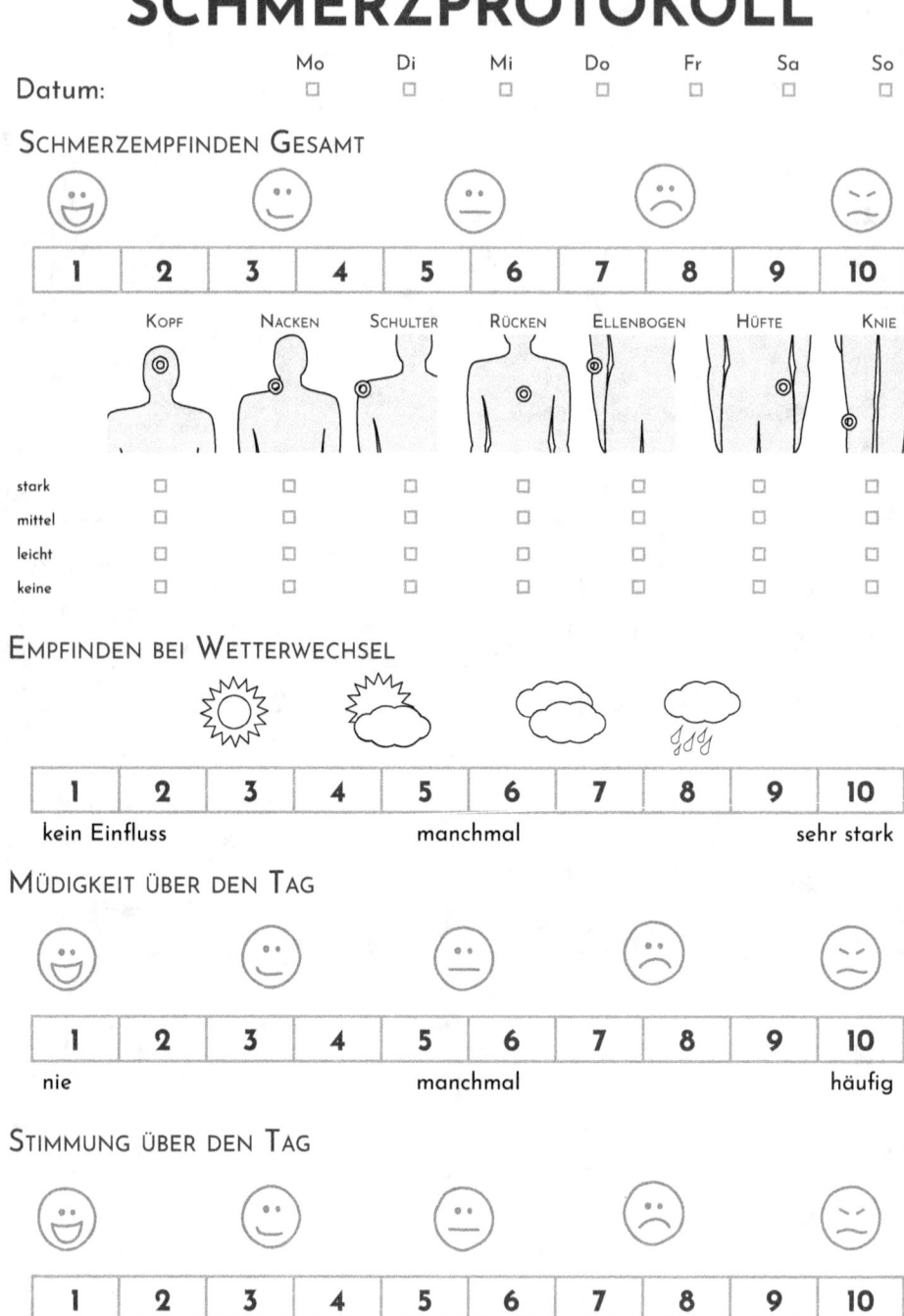

	Kopf	Nacken	Schulter	Rücken	Ellenbogen	Hüfte	Knie
stark	☐	☐	☐	☐	☐	☐	☐
mittel	☐	☐	☐	☐	☐	☐	☐
leicht	☐	☐	☐	☐	☐	☐	☐
keine	☐	☐	☐	☐	☐	☐	☐

Empfinden bei Wetterwechsel

1	2	3	4	5	6	7	8	9	10

kein Einfluss — manchmal — sehr stark

Müdigkeit über den Tag

1	2	3	4	5	6	7	8	9	10

nie — manchmal — häufig

Stimmung über den Tag

1	2	3	4	5	6	7	8	9	10

fröhlich, zufrieden — depressiv, angespannt

Positive Dinge Heute

1. _____
2. _____
3. _____

BEWEGUNG HEUTE

1	2	3	4	5	6	7	8	9	10
nichts				mittel					viel

Eingenommene Medikamente	Dosierung

Besserung (1 - keine, 10 sehr viel)	1	2	3	4	5	6	7	8	9	10

Andere Hilfsmittel	Dosierung

Besserung (1 - keine, 10 sehr viel)	1	2	3	4	5	6	7	8	9	10

Eingenommene Mahlzeiten	
Frühstück	
Mittag	
Abend	
Sonstiges	

Bemerkungen
_____
_____
_____

SCHMERZPROTOKOLL

	Mo	Di	Mi	Do	Fr	Sa	So
Datum:	☐	☐	☐	☐	☐	☐	☐

Schmerzempfinden Gesamt

| 1 | 2 | 3 | 4 | 5 | 6 | 7 | 8 | 9 | 10 |

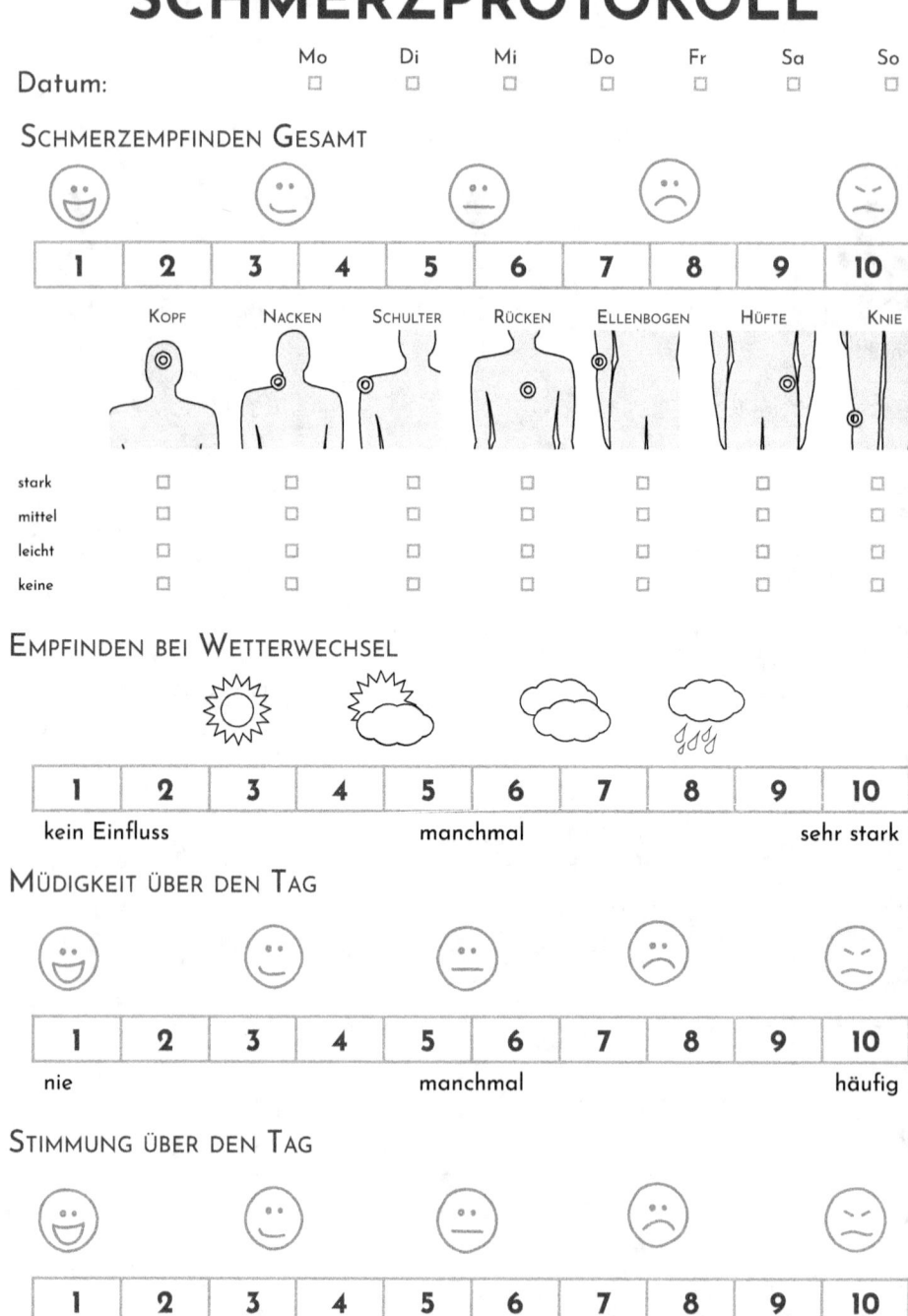

	Kopf	Nacken	Schulter	Rücken	Ellenbogen	Hüfte	Knie
stark	☐	☐	☐	☐	☐	☐	☐
mittel	☐	☐	☐	☐	☐	☐	☐
leicht	☐	☐	☐	☐	☐	☐	☐
keine	☐	☐	☐	☐	☐	☐	☐

Empfinden bei Wetterwechsel

| 1 | 2 | 3 | 4 | 5 | 6 | 7 | 8 | 9 | 10 |

kein Einfluss — manchmal — sehr stark

Müdigkeit über den Tag

| 1 | 2 | 3 | 4 | 5 | 6 | 7 | 8 | 9 | 10 |

nie — manchmal — häufig

Stimmung über den Tag

| 1 | 2 | 3 | 4 | 5 | 6 | 7 | 8 | 9 | 10 |

fröhlich, zufrieden — depressiv, angespannt

Positive Dinge Heute

1.
2.
3.

Bewegung heute

1	2	3	4	5	6	7	8	9	10

nichts — mittel — viel

Eingenommene Medikamente	Dosierung
1	
2	
3	
4	

Besserung (1 - keine, 10 sehr viel): 1 2 3 4 5 6 7 8 9 10

Andere Hilfsmittel	Dosierung
1	
2	
3	

Besserung (1 - keine, 10 sehr viel): 1 2 3 4 5 6 7 8 9 10

Eingenommene Mahlzeiten	
Frühstück	
Mittag	
Abend	
Sonstiges	

Bemerkungen

SCHMERZPROTOKOLL

Datum: Mo ☐ Di ☐ Mi ☐ Do ☐ Fr ☐ Sa ☐ So ☐

Schmerzempfinden Gesamt

| 1 | 2 | 3 | 4 | 5 | 6 | 7 | 8 | 9 | 10 |

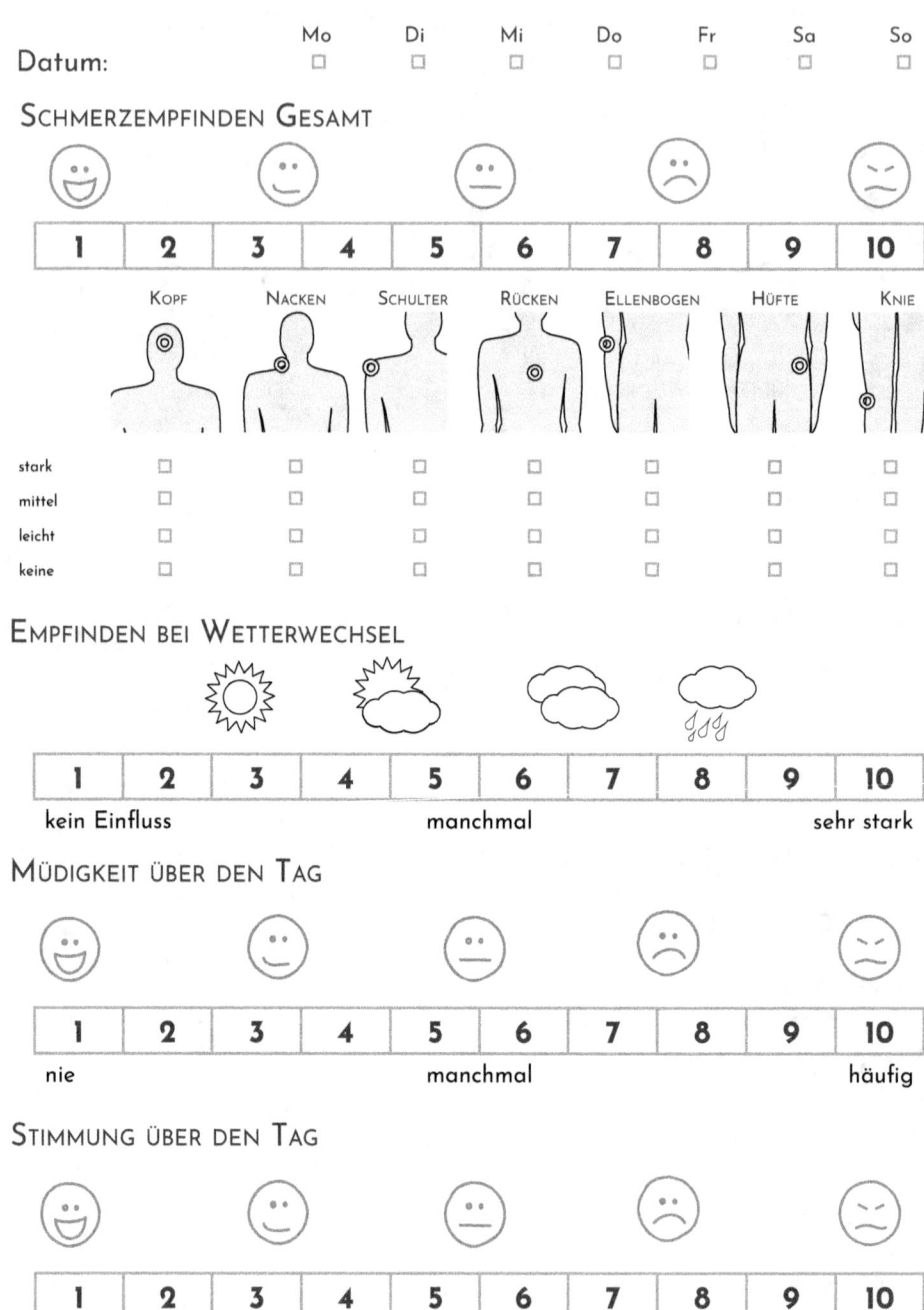

	Kopf	Nacken	Schulter	Rücken	Ellenbogen	Hüfte	Knie
stark	☐	☐	☐	☐	☐	☐	☐
mittel	☐	☐	☐	☐	☐	☐	☐
leicht	☐	☐	☐	☐	☐	☐	☐
keine	☐	☐	☐	☐	☐	☐	☐

Empfinden bei Wetterwechsel

| 1 | 2 | 3 | 4 | 5 | 6 | 7 | 8 | 9 | 10 |

kein Einfluss — manchmal — sehr stark

Müdigkeit über den Tag

| 1 | 2 | 3 | 4 | 5 | 6 | 7 | 8 | 9 | 10 |

nie — manchmal — häufig

Stimmung über den Tag

| 1 | 2 | 3 | 4 | 5 | 6 | 7 | 8 | 9 | 10 |

fröhlich, zufrieden — depressiv, angespannt

Positive Dinge Heute

1.
2.
3.

Bewegung heute

1	2	3	4	5	6	7	8	9	10
nichts				mittel					viel

Eingenommene Medikamente	Dosierung
1	
2	
3	
4	

Besserung (1 - keine, 10 sehr viel): 1 2 3 4 5 6 7 8 9 10

Andere Hilfsmittel	Dosierung
1	
2	
3	

Besserung (1 - keine, 10 sehr viel): 1 2 3 4 5 6 7 8 9 10

Eingenommene Mahlzeiten	
Frühstück	
Mittag	
Abend	
Sonstiges	

Bemerkungen

SCHMERZPROTOKOLL

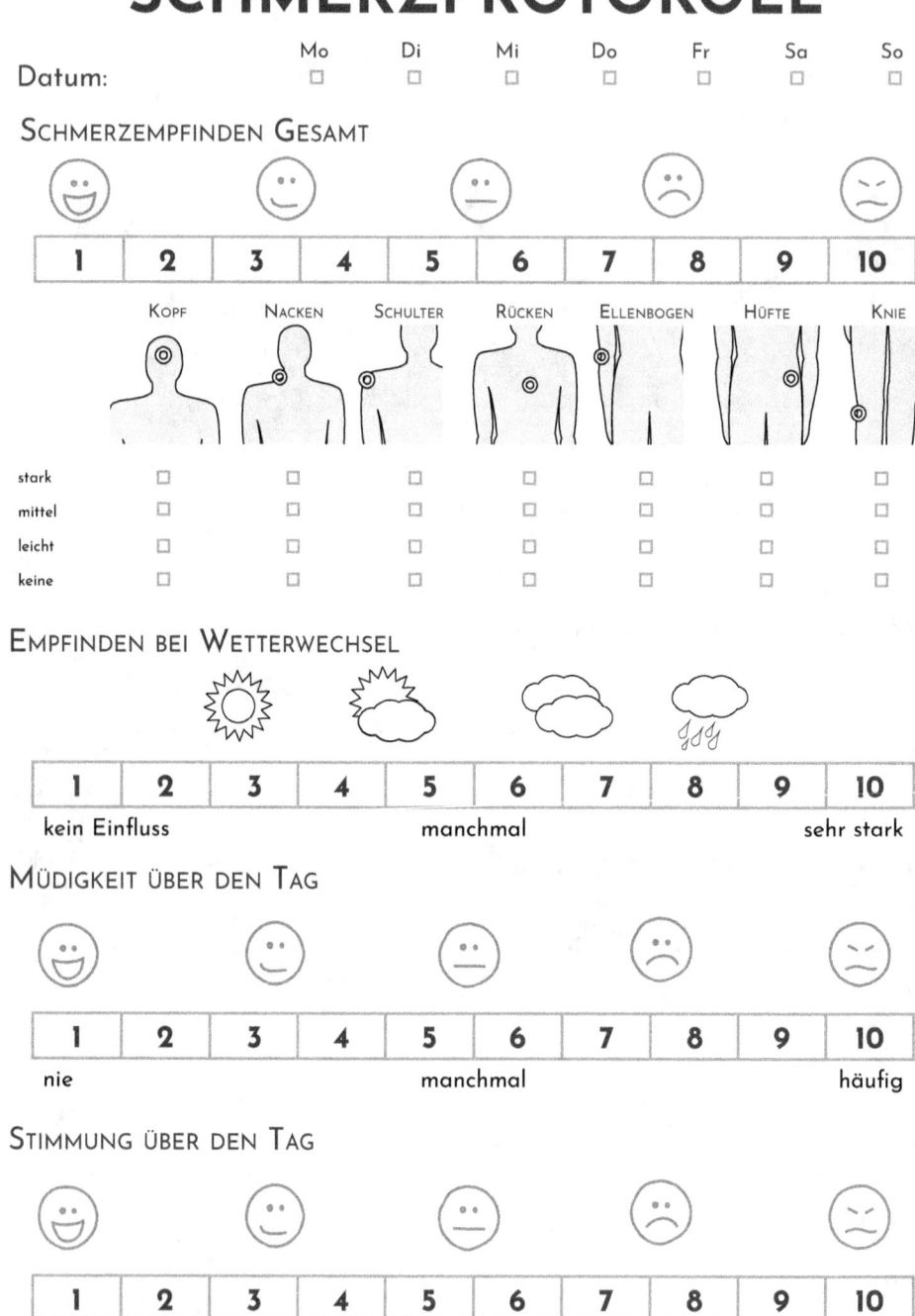

Positive Dinge Heute

1.
2.
3.

Bewegung Heute

1	2	3	4	5	6	7	8	9	10
nichts				mittel					viel

Eingenommene Medikamente	Dosierung

Besserung (1 - keine, 10 sehr viel)	1	2	3	4	5	6	7	8	9	10

Andere Hilfsmittel	Dosierung

Besserung (1 - keine, 10 sehr viel)	1	2	3	4	5	6	7	8	9	10

Eingenommene Mahlzeiten	
Frühstück	
Mittag	
Abend	
Sonstiges	

Bemerkungen

SCHMERZPROTOKOLL

	Mo	Di	Mi	Do	Fr	Sa	So
Datum:	☐	☐	☐	☐	☐	☐	☐

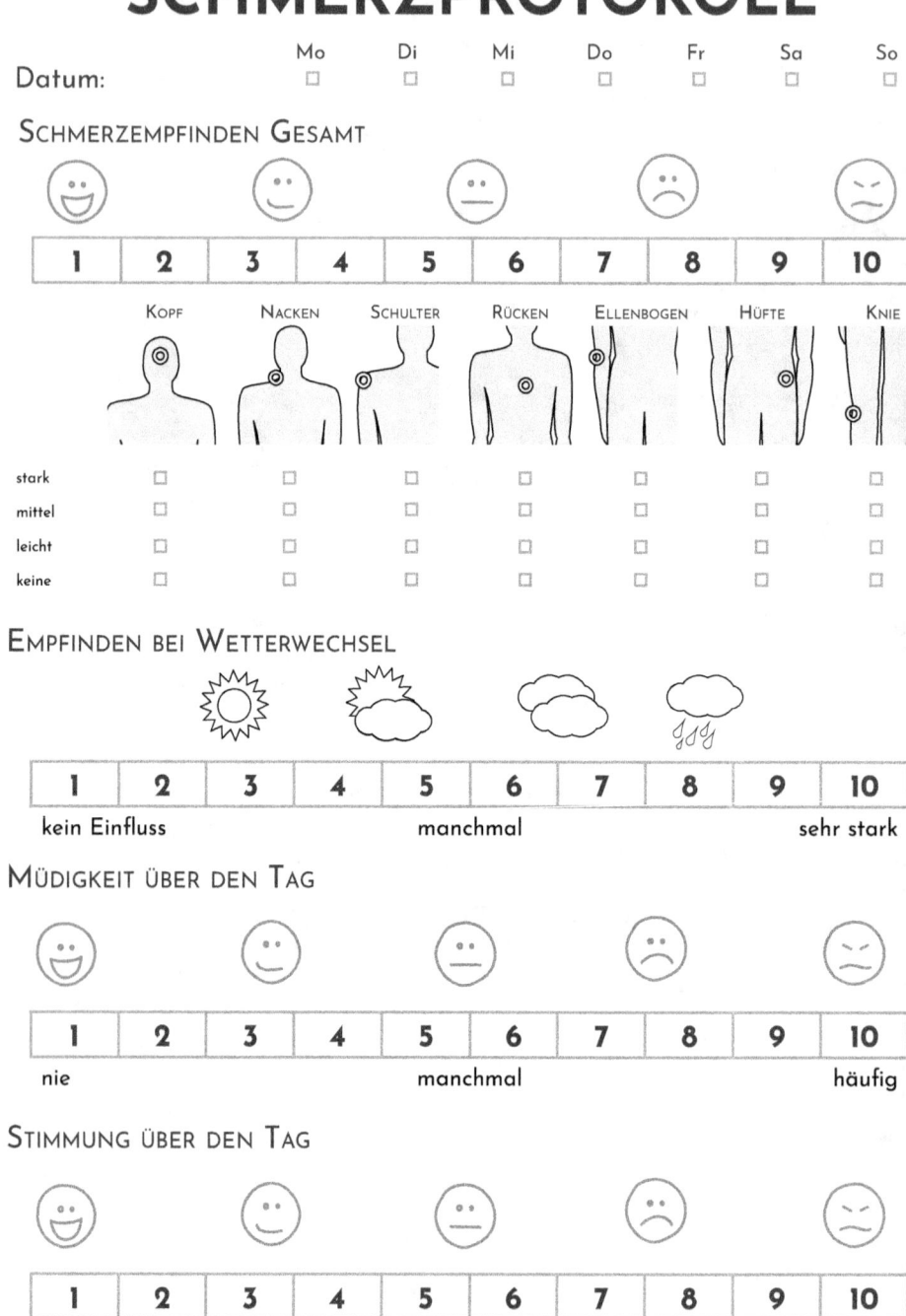

Positive Dinge Heute

1. _____
2. _____
3. _____

Bewegung heute

1	2	3	4	5	6	7	8	9	10
nichts				mittel					viel

Eingenommene Medikamente	Dosierung									
1										
2										
3										
4										
Besserung (1 - keine, 10 sehr viel)	1	2	3	4	5	6	7	8	9	10

Andere Hilfsmittel	Dosierung									
1										
2										
3										
Besserung (1 - keine, 10 sehr viel)	1	2	3	4	5	6	7	8	9	10

Eingenommene Mahlzeiten	
Frühstück	
Mittag	
Abend	
Sonstiges	

Bemerkungen

_____
_____

SCHMERZPROTOKOLL

Datum: Mo ☐ Di ☐ Mi ☐ Do ☐ Fr ☐ Sa ☐ So ☐

Schmerzempfinden Gesamt

1	2	3	4	5	6	7	8	9	10

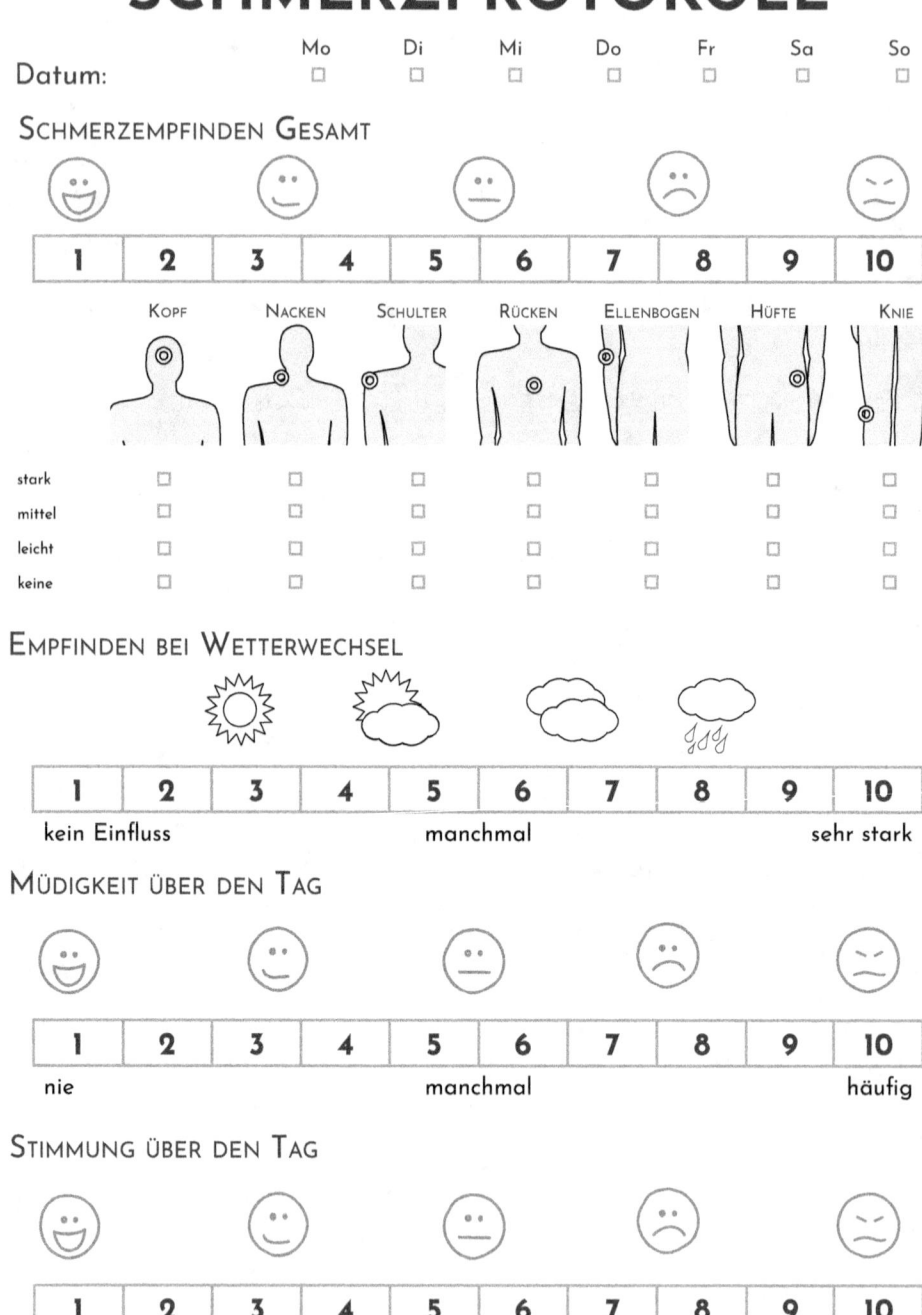

	Kopf	Nacken	Schulter	Rücken	Ellenbogen	Hüfte	Knie
stark	☐	☐	☐	☐	☐	☐	☐
mittel	☐	☐	☐	☐	☐	☐	☐
leicht	☐	☐	☐	☐	☐	☐	☐
keine	☐	☐	☐	☐	☐	☐	☐

Empfinden bei Wetterwechsel

1	2	3	4	5	6	7	8	9	10

kein Einfluss — manchmal — sehr stark

Müdigkeit über den Tag

1	2	3	4	5	6	7	8	9	10

nie — manchmal — häufig

Stimmung über den Tag

1	2	3	4	5	6	7	8	9	10

fröhlich, zufrieden — depressiv, angespannt

Positive Dinge Heute

1. _____
2. _____
3. _____

Bewegung heute

1	2	3	4	5	6	7	8	9	10
nichts				mittel					viel

Eingenommene Medikamente	Dosierung
1	
2	
3	
4	

Besserung (1 - keine, 10 sehr viel): 1 2 3 4 5 6 7 8 9 10

Andere Hilfsmittel	Dosierung
1	
2	
3	

Besserung (1 - keine, 10 sehr viel): 1 2 3 4 5 6 7 8 9 10

Eingenommene Mahlzeiten	
Frühstück	
Mittag	
Abend	
Sonstiges	

Bemerkungen
_____
_____
_____

SCHMERZPROTOKOLL

Datum: Mo ☐ Di ☐ Mi ☐ Do ☐ Fr ☐ Sa ☐ So ☐

Schmerzempfinden Gesamt

1	2	3	4	5	6	7	8	9	10

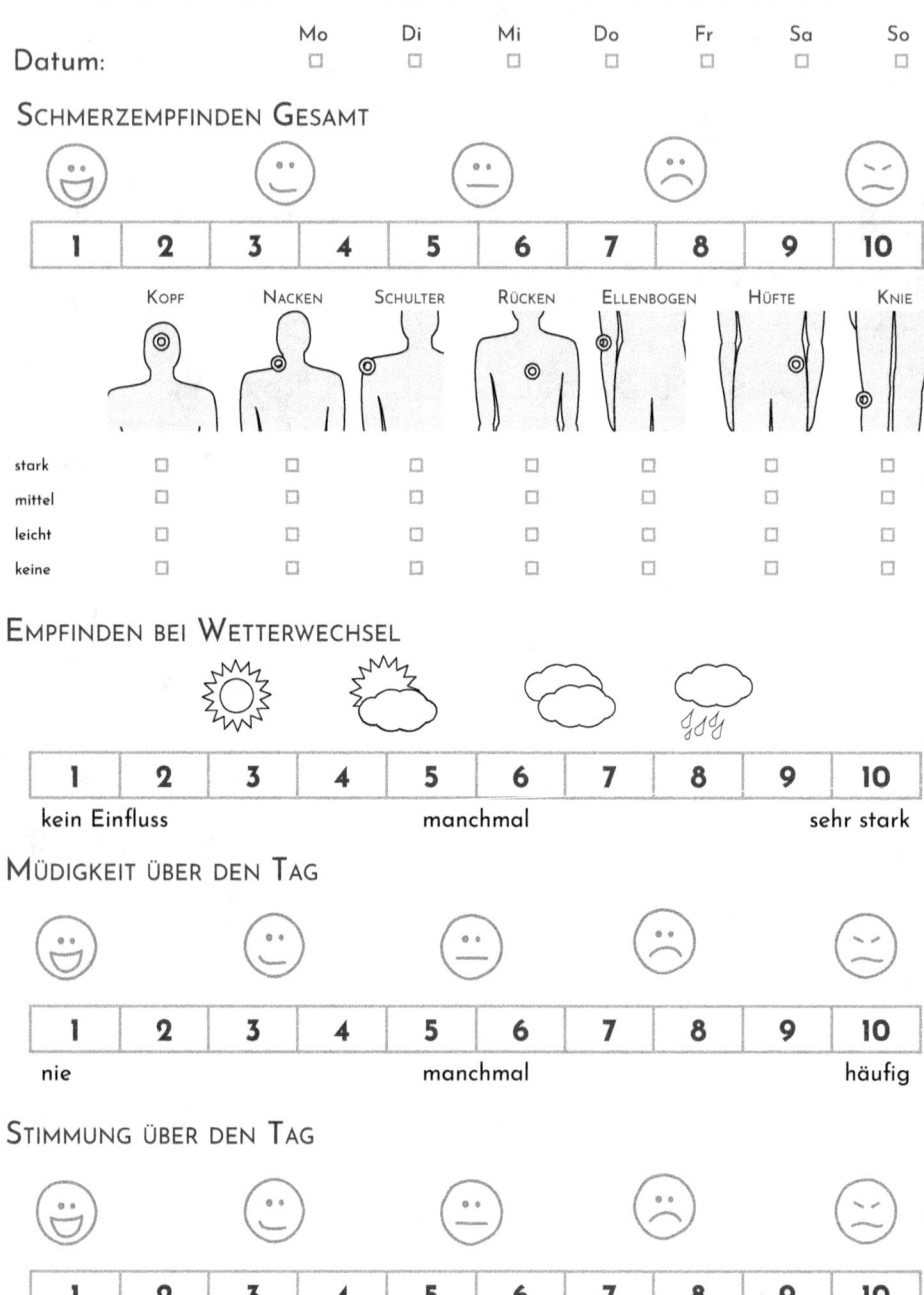

	Kopf	Nacken	Schulter	Rücken	Ellenbogen	Hüfte	Knie
stark	☐	☐	☐	☐	☐	☐	☐
mittel	☐	☐	☐	☐	☐	☐	☐
leicht	☐	☐	☐	☐	☐	☐	☐
keine	☐	☐	☐	☐	☐	☐	☐

Empfinden bei Wetterwechsel

1	2	3	4	5	6	7	8	9	10

kein Einfluss — manchmal — sehr stark

Müdigkeit über den Tag

1	2	3	4	5	6	7	8	9	10

nie — manchmal — häufig

Stimmung über den Tag

1	2	3	4	5	6	7	8	9	10

fröhlich, zufrieden — depressiv, angespannt

POSITIVE DINGE HEUTE

1. _____
2. _____
3. _____

BEWEGUNG HEUTE

1	2	3	4	5	6	7	8	9	10
nichts				mittel					viel

EINGENOMMENE MEDIKAMENTE	DOSIERUNG

Besserung (1 - keine, 10 sehr viel) | 1 | 2 | 3 | 4 | 5 | 6 | 7 | 8 | 9 | 10 |

ANDERE HILFSMITTEL	DOSIERUNG

Besserung (1 - keine, 10 sehr viel) | 1 | 2 | 3 | 4 | 5 | 6 | 7 | 8 | 9 | 10 |

EINGENOMMENE MAHLZEITEN	
Frühstück	
Mittag	
Abend	
Sonstiges	

Bemerkungen _____

SCHMERZPROTOKOLL

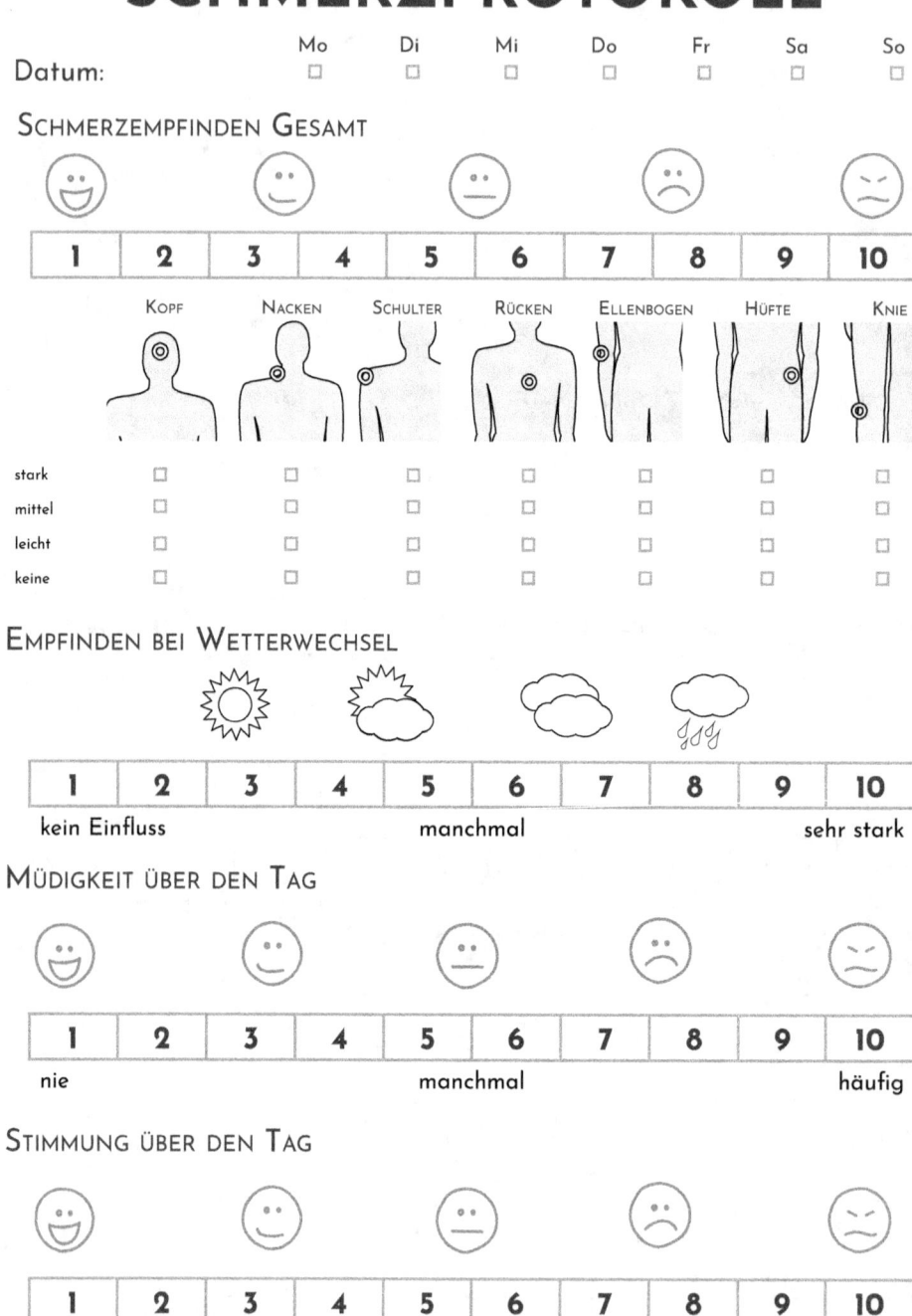

Positive Dinge Heute

1. _____
2. _____
3. _____

Bewegung heute

1	2	3	4	5	6	7	8	9	10

nichts   mittel   viel

Eingenommene Medikamente	Dosierung
1	
2	
3	
4	

Besserung (1 - keine, 10 sehr viel): | 1 | 2 | 3 | 4 | 5 | 6 | 7 | 8 | 9 | 10 |

Andere Hilfsmittel	Dosierung
1	
2	
3	

Besserung (1 - keine, 10 sehr viel): | 1 | 2 | 3 | 4 | 5 | 6 | 7 | 8 | 9 | 10 |

Eingenommene Mahlzeiten	
Frühstück	
Mittag	
Abend	
Sonstiges	

Bemerkungen
_____
_____
_____
_____

SCHMERZPROTOKOLL

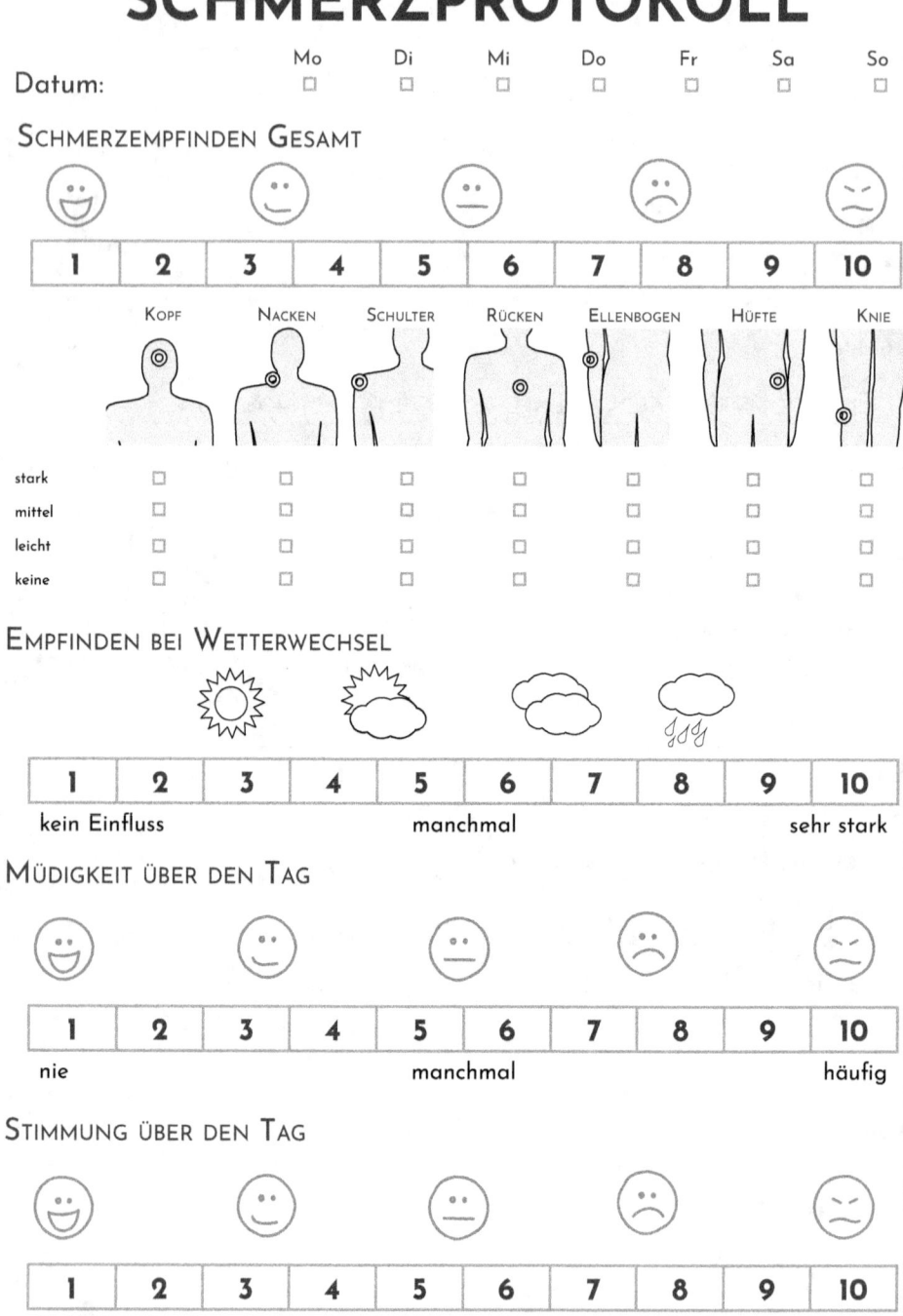

Positive Dinge Heute

1. _____
2. _____
3. _____

Bewegung heute

1	2	3	4	5	6	7	8	9	10
nichts				mittel					viel

Eingenommene Medikamente	Dosierung
1	
2	
3	
4	

Besserung (1 - keine, 10 sehr viel): | 1 | 2 | 3 | 4 | 5 | 6 | 7 | 8 | 9 | 10 |

Andere Hilfsmittel	Dosierung
1	
2	
3	

Besserung (1 - keine, 10 sehr viel): | 1 | 2 | 3 | 4 | 5 | 6 | 7 | 8 | 9 | 10 |

Eingenommene Mahlzeiten	
Frühstück	
Mittag	
Abend	
Sonstiges	

Bemerkungen
_____
_____

SCHMERZPROTOKOLL

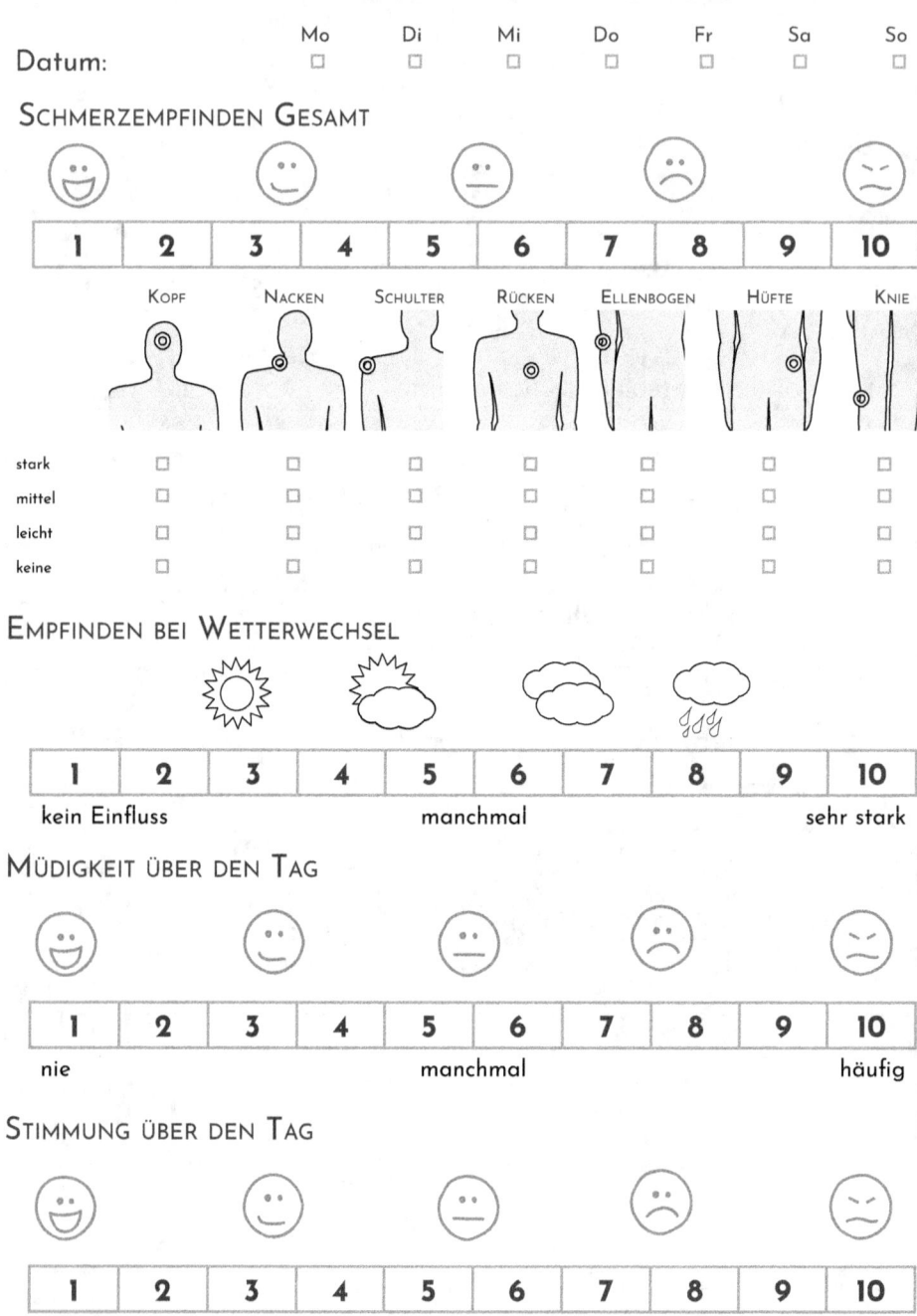

Positive Dinge Heute

1. _____
2. _____
3. _____

Bewegung Heute

1	2	3	4	5	6	7	8	9	10
nichts				mittel					viel

Eingenommene Medikamente	Dosierung									
1										
2										
3										
4										
Besserung (1 - keine, 10 sehr viel)	1	2	3	4	5	6	7	8	9	10

Andere Hilfsmittel	Dosierung									
1										
2										
3										
Besserung (1 - keine, 10 sehr viel)	1	2	3	4	5	6	7	8	9	10

Eingenommene Mahlzeiten	
Frühstück	
Mittag	
Abend	
Sonstiges	

Bemerkungen

_____
_____
_____

SCHMERZPROTOKOLL

	Mo	Di	Mi	Do	Fr	Sa	So
Datum:	☐	☐	☐	☐	☐	☐	☐

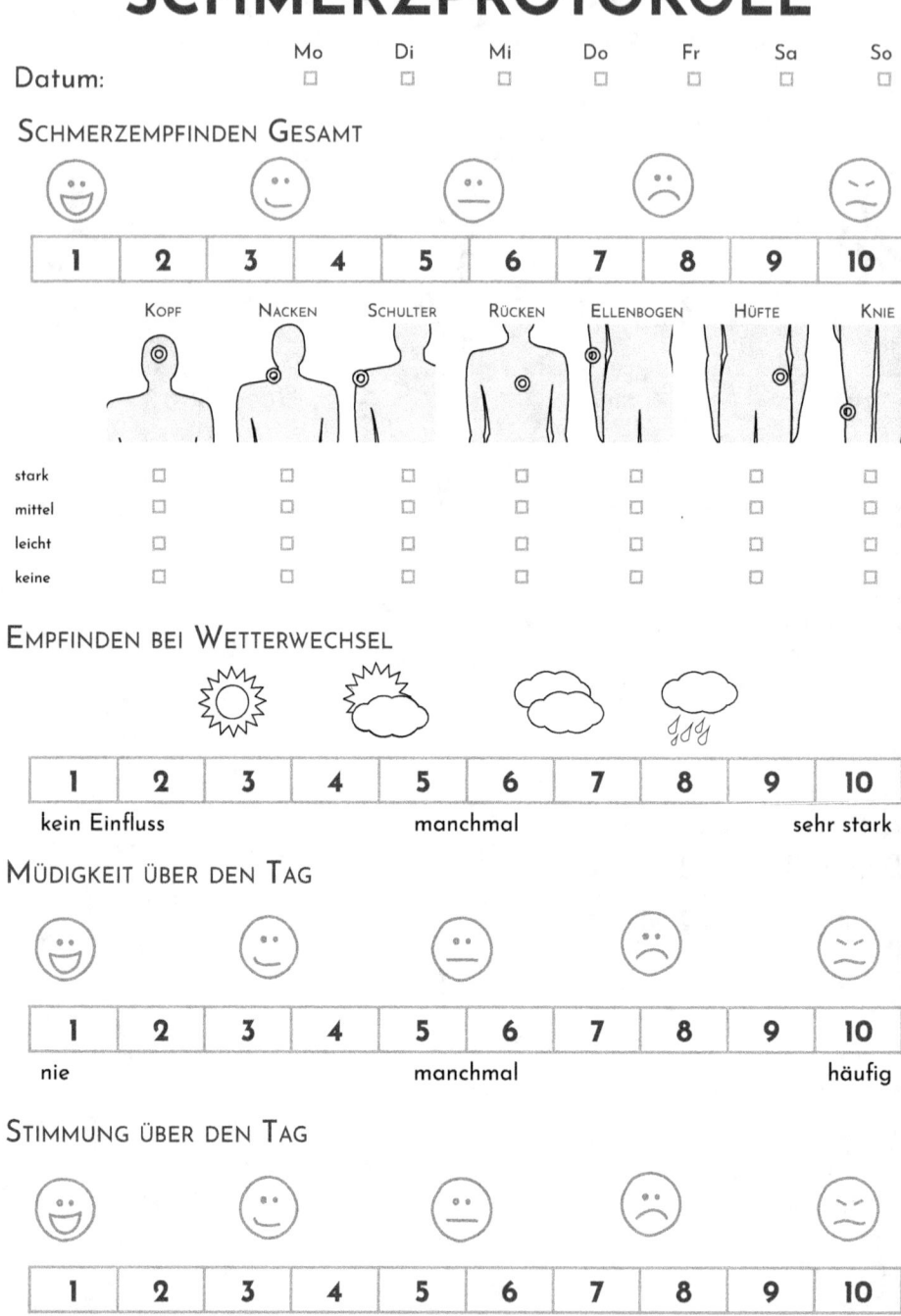

Positive Dinge Heute

1.
2.
3.

Bewegung Heute

1	2	3	4	5	6	7	8	9	10
nichts				mittel					viel

Eingenommene Medikamente	Dosierung
1	
2	
3	
4	

Besserung (1 - keine, 10 sehr viel): 1 2 3 4 5 6 7 8 9 10

Andere Hilfsmittel	Dosierung
1	
2	
3	

Besserung (1 - keine, 10 sehr viel): 1 2 3 4 5 6 7 8 9 10

Eingenommene Mahlzeiten	
Frühstück	
Mittag	
Abend	
Sonstiges	

Bemerkungen

SCHMERZPROTOKOLL

	Mo	Di	Mi	Do	Fr	Sa	So
Datum:	☐	☐	☐	☐	☐	☐	☐

Schmerzempfinden Gesamt

1	2	3	4	5	6	7	8	9	10

	Kopf	Nacken	Schulter	Rücken	Ellenbogen	Hüfte	Knie
stark	☐	☐	☐	☐	☐	☐	☐
mittel	☐	☐	☐	☐	☐	☐	☐
leicht	☐	☐	☐	☐	☐	☐	☐
keine	☐	☐	☐	☐	☐	☐	☐

Empfinden bei Wetterwechsel

1	2	3	4	5	6	7	8	9	10
kein Einfluss				manchmal				sehr stark	

Müdigkeit über den Tag

1	2	3	4	5	6	7	8	9	10
nie				manchmal				häufig	

Stimmung über den Tag

1	2	3	4	5	6	7	8	9	10
fröhlich, zufrieden						depressiv, angespannt			

Positive Dinge Heute

1. _____
2. _____
3. _____

Bewegung heute

1	2	3	4	5	6	7	8	9	10
nichts				mittel					viel

Eingenommene Medikamente	Dosierung
1	
2	
3	
4	

Besserung (1 - keine, 10 sehr viel)   1 2 3 4 5 6 7 8 9 10

Andere Hilfsmittel	Dosierung
1	
2	
3	

Besserung (1 - keine, 10 sehr viel)   1 2 3 4 5 6 7 8 9 10

Eingenommene Mahlzeiten	
Frühstück	
Mittag	
Abend	
Sonstiges	

Bemerkungen

_____
_____
_____

SCHMERZPROTOKOLL

Datum: Mo ☐ Di ☐ Mi ☐ Do ☐ Fr ☐ Sa ☐ So ☐

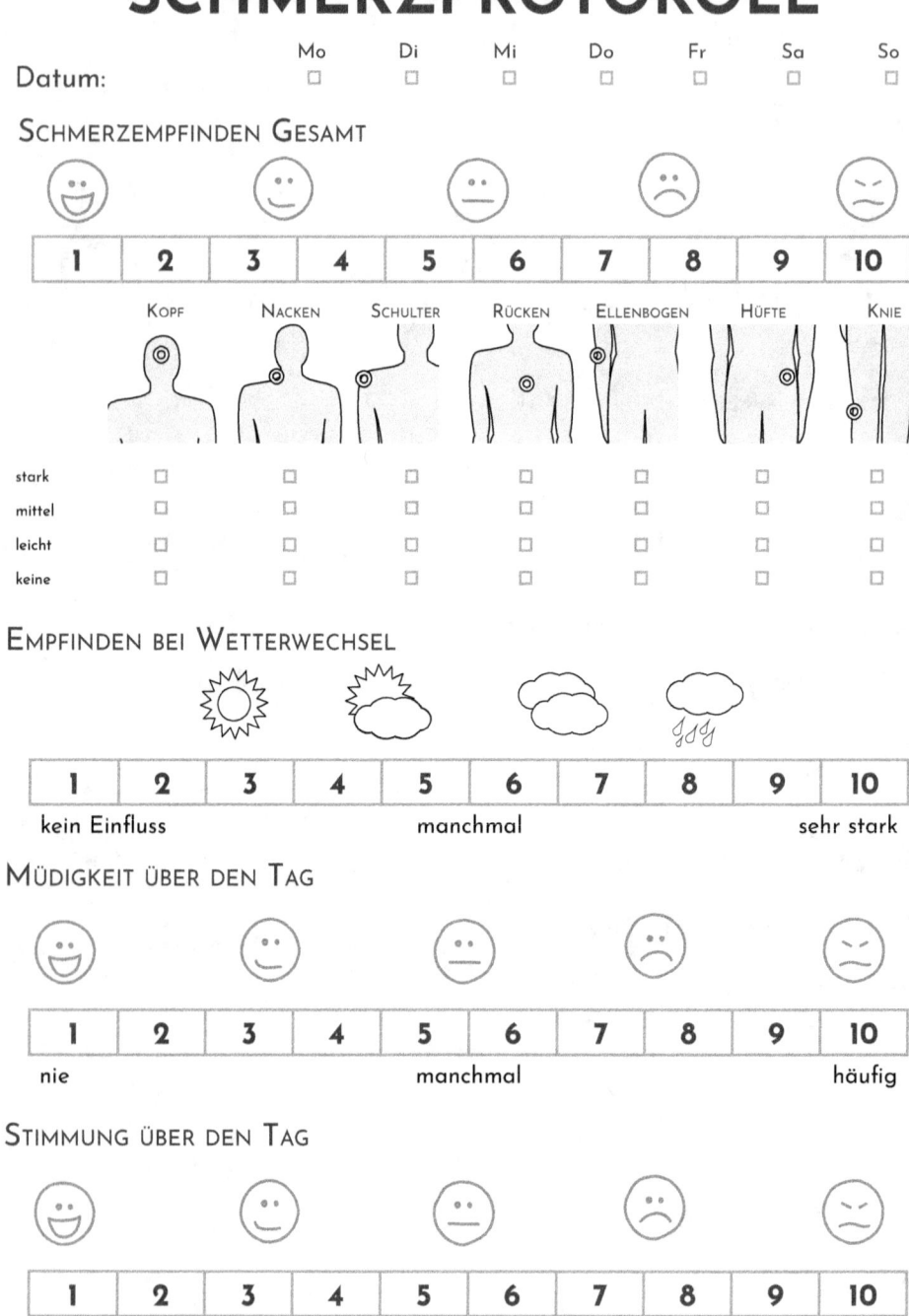

Positive Dinge Heute

1. _____
2. _____
3. _____

Bewegung Heute

1	2	3	4	5	6	7	8	9	10
nichts				mittel					viel

Eingenommene Medikamente	Dosierung
1	
2	
3	
4	

Besserung (1 - keine, 10 sehr viel)	1	2	3	4	5	6	7	8	9	10

Andere Hilfsmittel	Dosierung
1	
2	
3	

Besserung (1 - keine, 10 sehr viel)	1	2	3	4	5	6	7	8	9	10

Eingenommene Mahlzeiten	
Frühstück	
Mittag	
Abend	
Sonstiges	

Bemerkungen
_____
_____
_____

SCHMERZPROTOKOLL

	Mo	Di	Mi	Do	Fr	Sa	So
Datum:	☐	☐	☐	☐	☐	☐	☐

Schmerzempfinden Gesamt

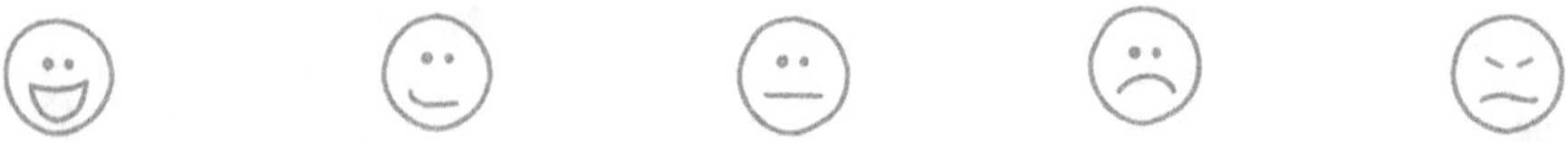

| 1 | 2 | 3 | 4 | 5 | 6 | 7 | 8 | 9 | 10 |

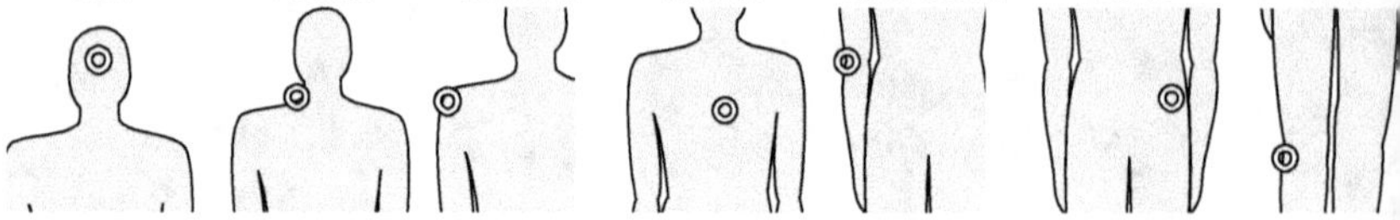

	Kopf	Nacken	Schulter	Rücken	Ellenbogen	Hüfte	Knie
stark	☐	☐	☐	☐	☐	☐	☐
mittel	☐	☐	☐	☐	☐	☐	☐
leicht	☐	☐	☐	☐	☐	☐	☐
keine	☐	☐	☐	☐	☐	☐	☐

Empfinden bei Wetterwechsel

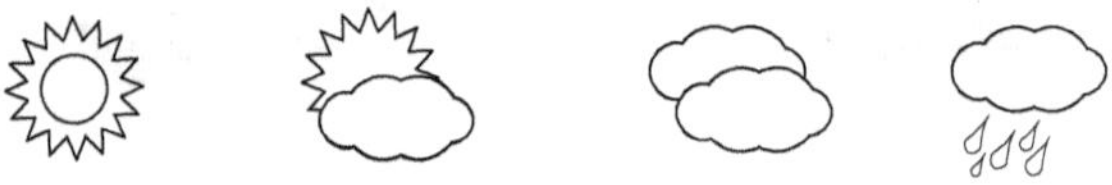

| 1 | 2 | 3 | 4 | 5 | 6 | 7 | 8 | 9 | 10 |

kein Einfluss — manchmal — sehr stark

Müdigkeit über den Tag

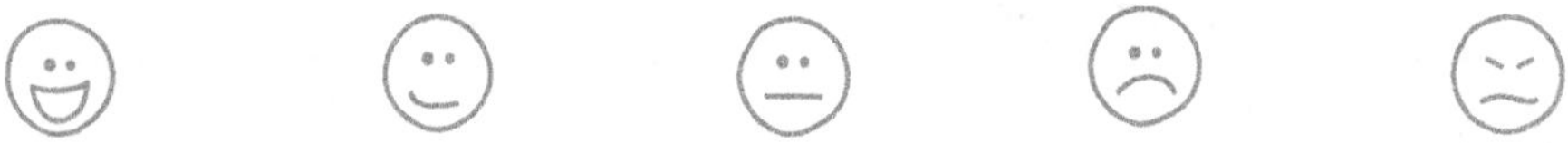

| 1 | 2 | 3 | 4 | 5 | 6 | 7 | 8 | 9 | 10 |

nie — manchmal — häufig

Stimmung über den Tag

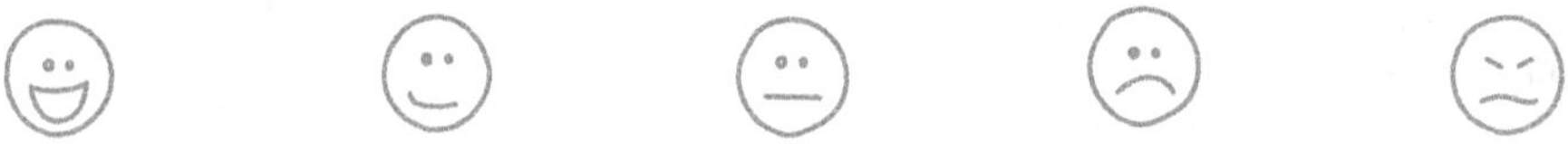

| 1 | 2 | 3 | 4 | 5 | 6 | 7 | 8 | 9 | 10 |

fröhlich, zufrieden — depressiv, angespannt

Positive Dinge Heute

1. _____
2. _____
3. _____

Bewegung heute

1	2	3	4	5	6	7	8	9	10
nichts				mittel					viel

Eingenommene Medikamente	Dosierung
1	
2	
3	
4	

Besserung (1 - keine, 10 sehr viel): 1 2 3 4 5 6 7 8 9 10

Andere Hilfsmittel	Dosierung
1	
2	
3	

Besserung (1 - keine, 10 sehr viel): 1 2 3 4 5 6 7 8 9 10

Eingenommene Mahlzeiten	
Frühstück	
Mittag	
Abend	
Sonstiges	
Bemerkungen	

SCHMERZPROTOKOLL

Datum: Mo ☐ Di ☐ Mi ☐ Do ☐ Fr ☐ Sa ☐ So ☐

Schmerzempfinden Gesamt

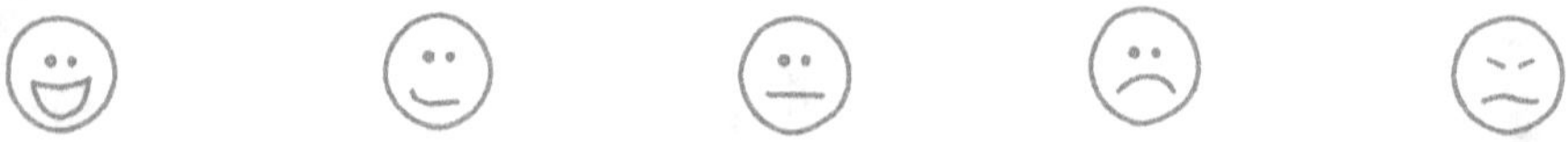

1	2	3	4	5	6	7	8	9	10

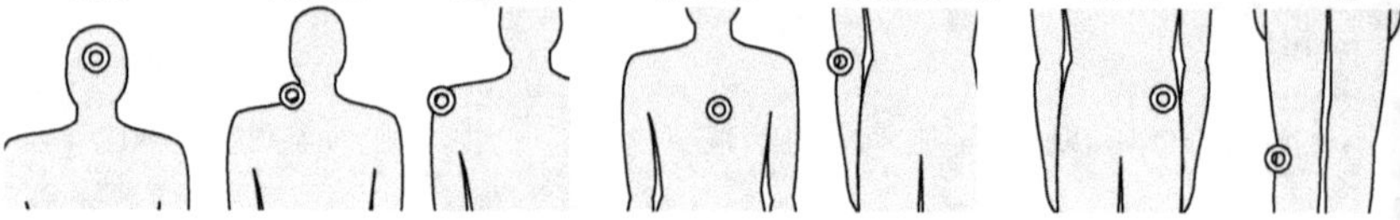

	Kopf	Nacken	Schulter	Rücken	Ellenbogen	Hüfte	Knie
stark	☐	☐	☐	☐	☐	☐	☐
mittel	☐	☐	☐	☐	☐	☐	☐
leicht	☐	☐	☐	☐	☐	☐	☐
keine	☐	☐	☐	☐	☐	☐	☐

Empfinden bei Wetterwechsel

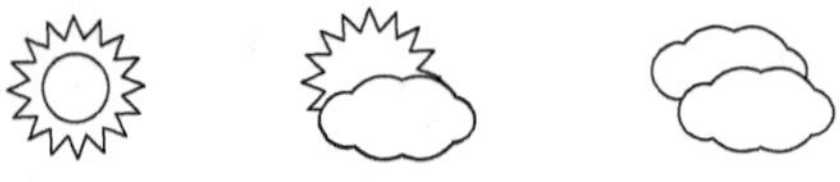

1	2	3	4	5	6	7	8	9	10

kein Einfluss — manchmal — sehr stark

Müdigkeit über den Tag

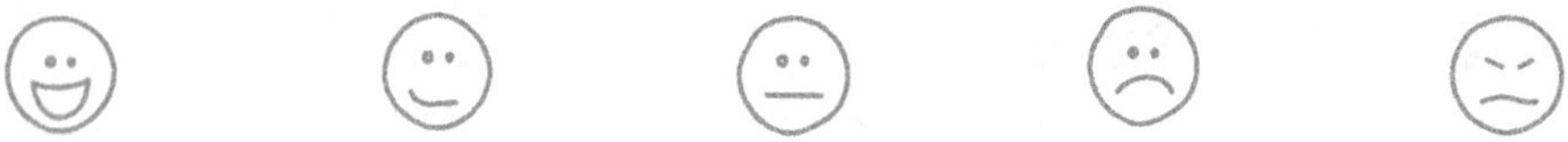

1	2	3	4	5	6	7	8	9	10

nie — manchmal — häufig

Stimmung über den Tag

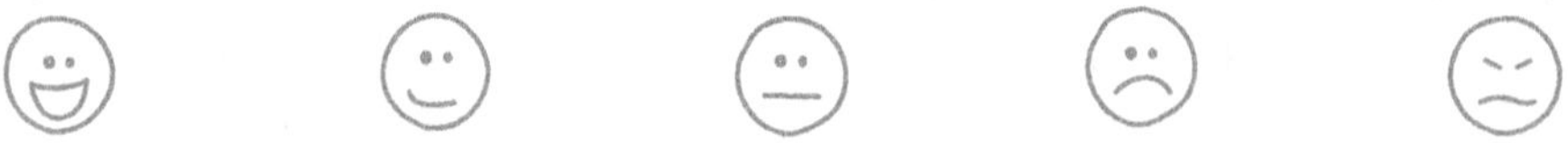

1	2	3	4	5	6	7	8	9	10

fröhlich, zufrieden — depressiv, angespannt

Positive Dinge Heute

1.
2.
3.

Bewegung Heute

1	2	3	4	5	6	7	8	9	10
nichts				mittel					viel

Eingenommene Medikamente	Dosierung
1	
2	
3	
4	

Besserung (1 - keine, 10 sehr viel)	1	2	3	4	5	6	7	8	9	10

Andere Hilfsmittel	Dosierung
1	
2	
3	

Besserung (1 - keine, 10 sehr viel)	1	2	3	4	5	6	7	8	9	10

Eingenommene Mahlzeiten	
Frühstück	
Mittag	
Abend	
Sonstiges	

Bemerkungen

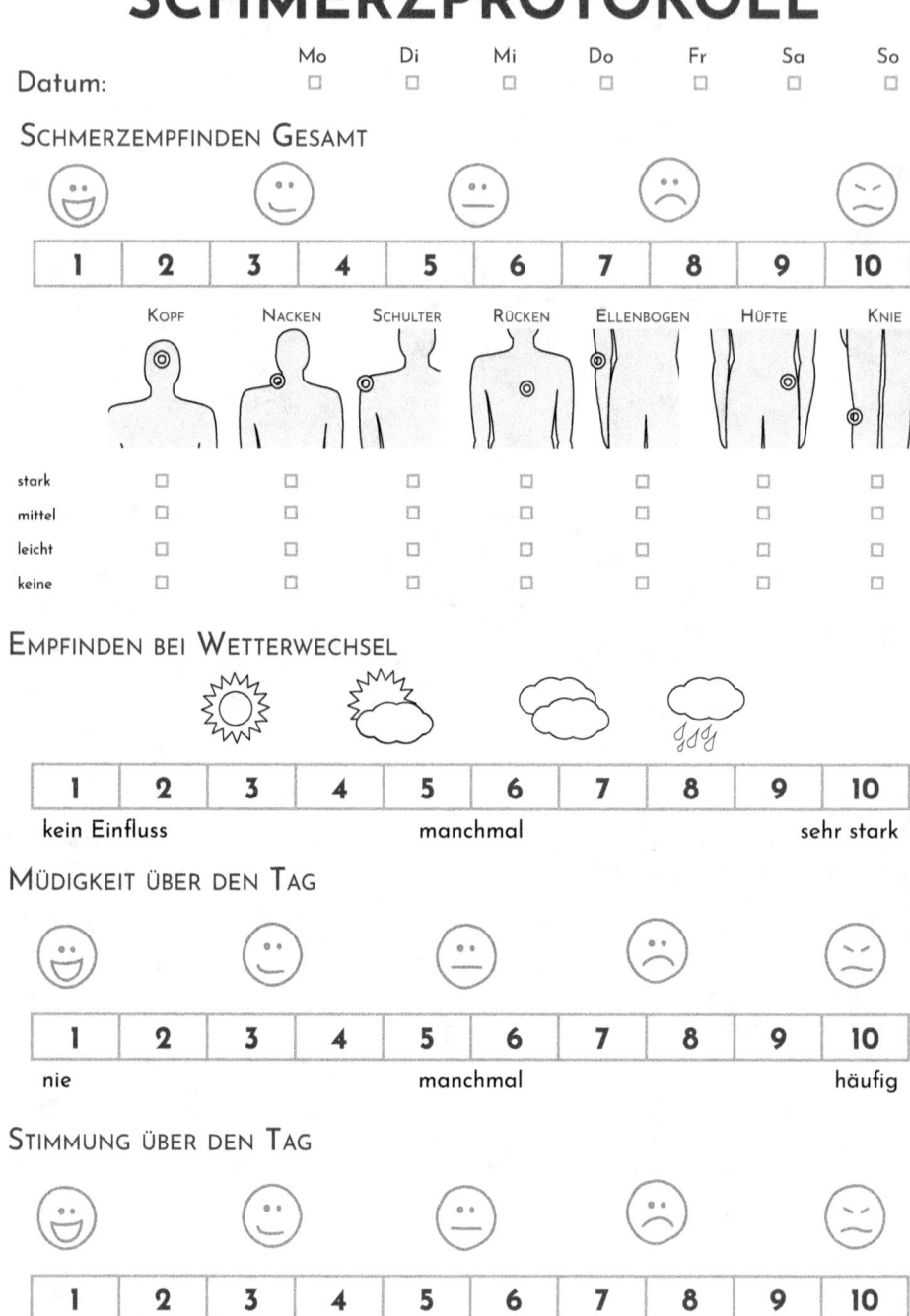

Positive Dinge Heute

1. _____
2. _____
3. _____

Bewegung Heute

1	2	3	4	5	6	7	8	9	10
nichts				mittel					viel

Eingenommene Medikamente	Dosierung
1	
2	
3	
4	

Besserung (1 - keine, 10 sehr viel)	1	2	3	4	5	6	7	8	9	10

Andere Hilfsmittel	Dosierung
1	
2	
3	

Besserung (1 - keine, 10 sehr viel)	1	2	3	4	5	6	7	8	9	10

Eingenommene Mahlzeiten	
Frühstück	
Mittag	
Abend	
Sonstiges	
Bemerkungen	

SCHMERZPROTOKOLL

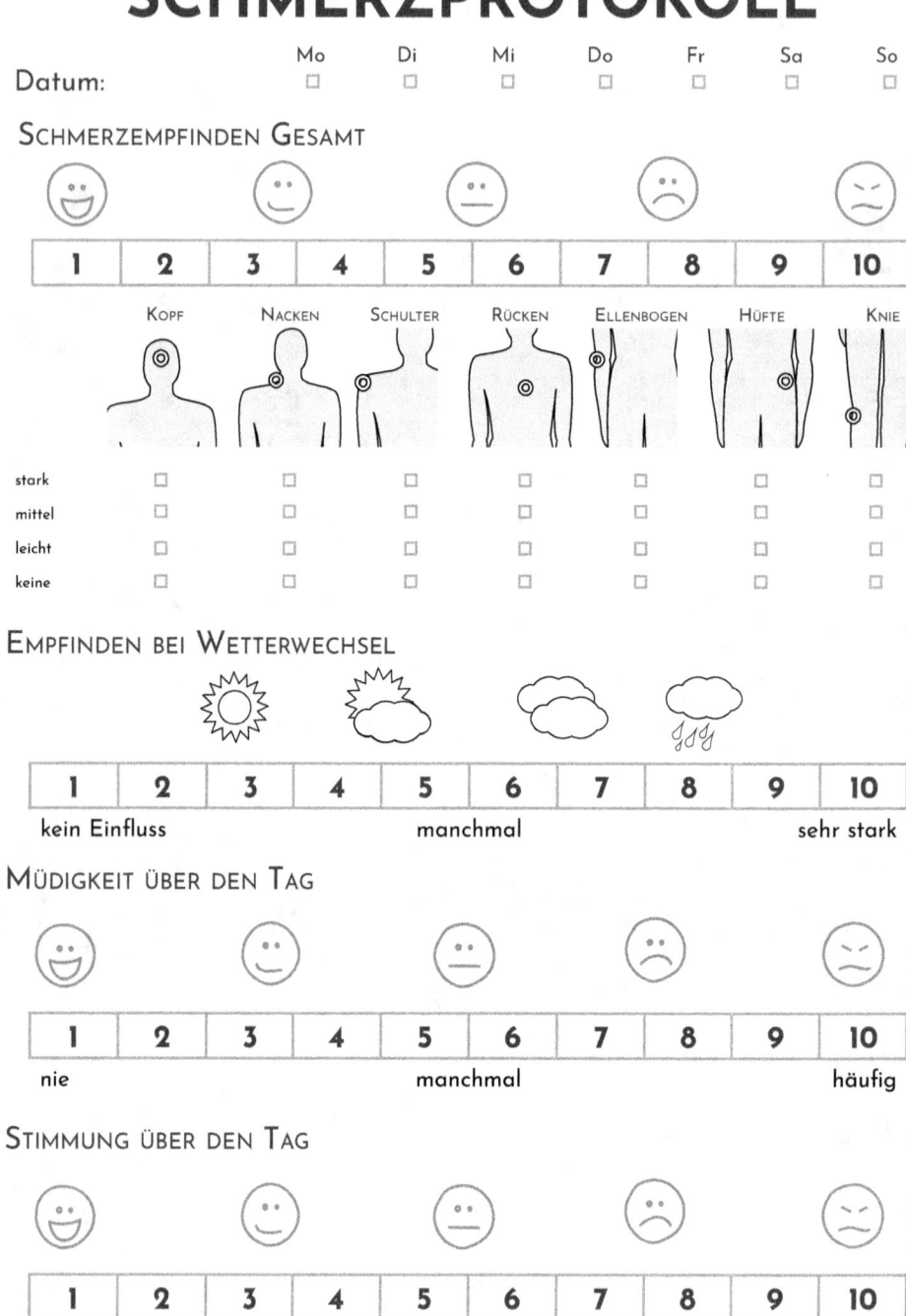

Positive Dinge Heute

1. _____
2. _____
3. _____

Bewegung heute

1	2	3	4	5	6	7	8	9	10
nichts				mittel					viel

Eingenommene Medikamente	Dosierung
1	
2	
3	
4	

Besserung (1 - keine, 10 sehr viel): 1 2 3 4 5 6 7 8 9 10

Andere Hilfsmittel	Dosierung
1	
2	
3	

Besserung (1 - keine, 10 sehr viel): 1 2 3 4 5 6 7 8 9 10

Eingenommene Mahlzeiten	
Frühstück	
Mittag	
Abend	
Sonstiges	

Bemerkungen

SCHMERZPROTOKOLL

	Mo	Di	Mi	Do	Fr	Sa	So
Datum:	☐	☐	☐	☐	☐	☐	☐

Schmerzempfinden Gesamt

1	2	3	4	5	6	7	8	9	10

	Kopf	Nacken	Schulter	Rücken	Ellenbogen	Hüfte	Knie
stark	☐	☐	☐	☐	☐	☐	☐
mittel	☐	☐	☐	☐	☐	☐	☐
leicht	☐	☐	☐	☐	☐	☐	☐
keine	☐	☐	☐	☐	☐	☐	☐

Empfinden bei Wetterwechsel

1	2	3	4	5	6	7	8	9	10

kein Einfluss — manchmal — sehr stark

Müdigkeit über den Tag

1	2	3	4	5	6	7	8	9	10

nie — manchmal — häufig

Stimmung über den Tag

1	2	3	4	5	6	7	8	9	10

fröhlich, zufrieden — depressiv, angespannt

Positive Dinge Heute

1. _____
2. _____
3. _____

Bewegung Heute

1	2	3	4	5	6	7	8	9	10
nichts				mittel					viel

Eingenommene Medikamente	Dosierung									
1										
2										
3										
4										
Besserung (1 - keine, 10 sehr viel)	1	2	3	4	5	6	7	8	9	10

Andere Hilfsmittel	Dosierung									
1										
2										
3										
Besserung (1 - keine, 10 sehr viel)	1	2	3	4	5	6	7	8	9	10

Eingenommene Mahlzeiten	
Frühstück	
Mittag	
Abend	
Sonstiges	
Bemerkungen	

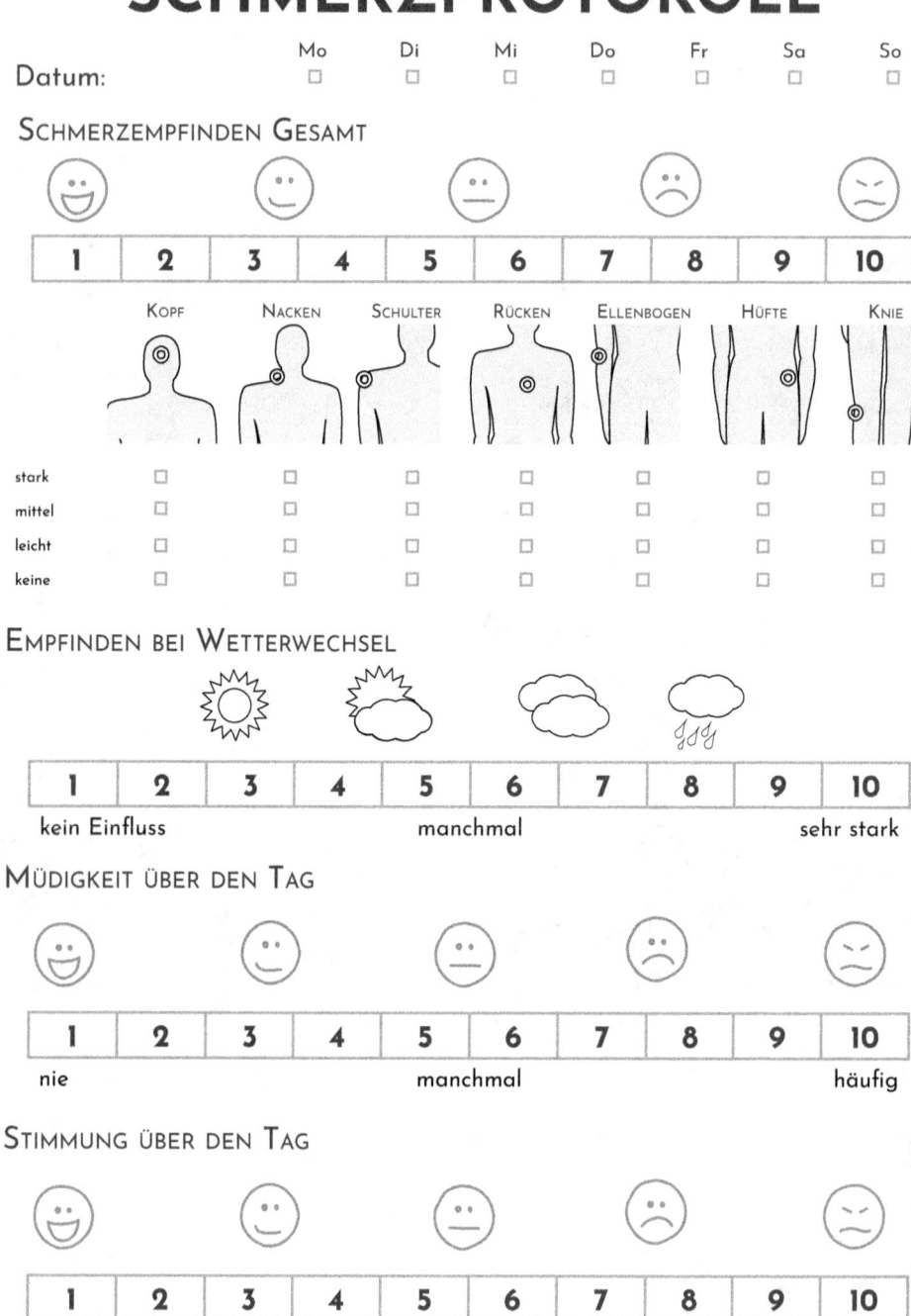

Positive Dinge Heute

1.
2.
3.

BEWEGUNG HEUTE

1	2	3	4	5	6	7	8	9	10
nichts				mittel					viel

Eingenommene Medikamente	Dosierung
1	
2	
3	
4	

Besserung (1 - keine, 10 sehr viel)	1	2	3	4	5	6	7	8	9	10

Andere Hilfsmittel	Dosierung
1	
2	
3	

Besserung (1 - keine, 10 sehr viel)	1	2	3	4	5	6	7	8	9	10

Eingenommene Mahlzeiten	
Frühstück	
Mittag	
Abend	
Sonstiges	

Bemerkungen

SCHMERZPROTOKOLL

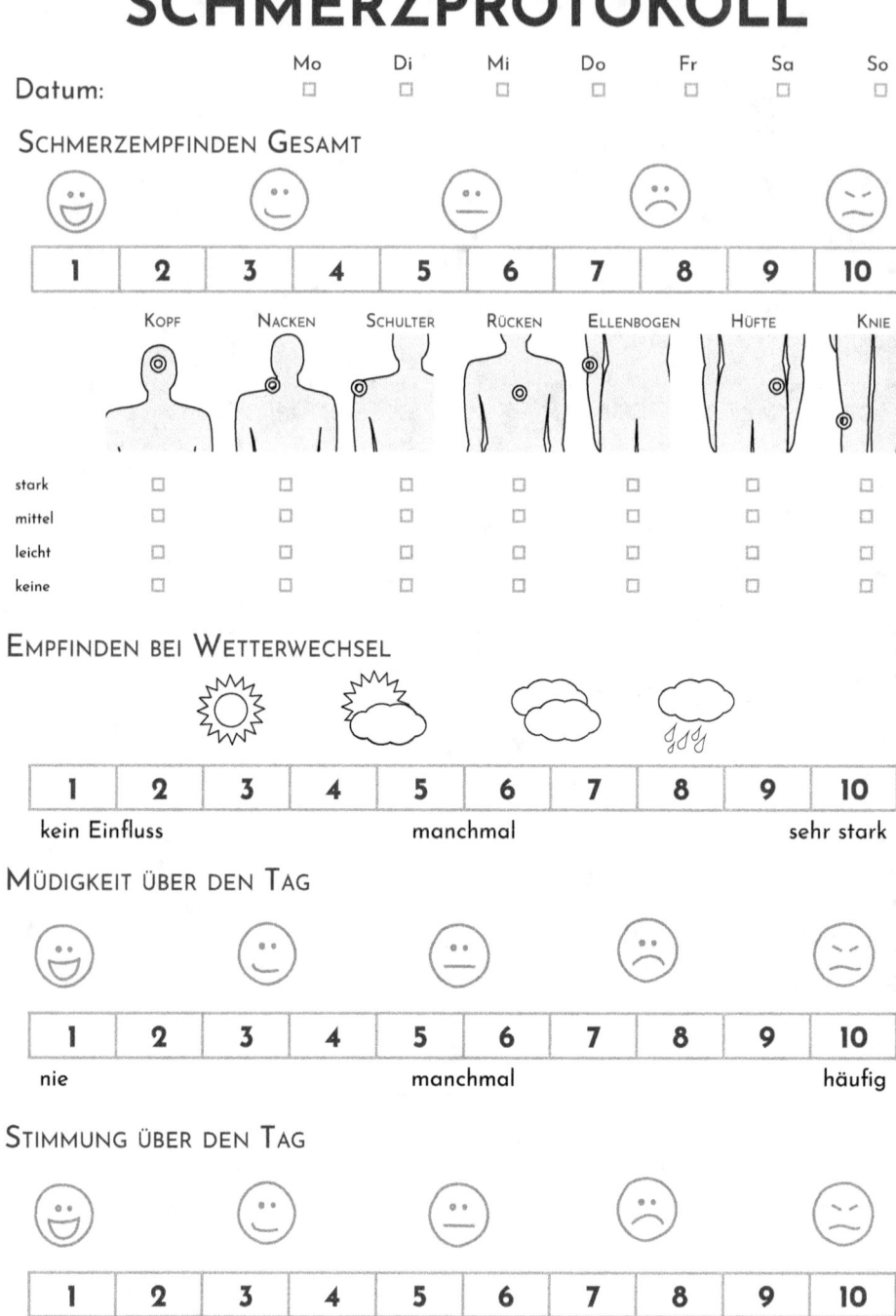

Positive Dinge Heute

1. _____
2. _____
3. _____

Bewegung heute

1	2	3	4	5	6	7	8	9	10
nichts				mittel					viel

Eingenommene Medikamente	Dosierung
1	
2	
3	
4	

Besserung (1 - keine, 10 sehr viel): 1 2 3 4 5 6 7 8 9 10

Andere Hilfsmittel	Dosierung
1	
2	
3	

Besserung (1 - keine, 10 sehr viel): 1 2 3 4 5 6 7 8 9 10

Eingenommene Mahlzeiten	
Frühstück	
Mittag	
Abend	
Sonstiges	
Bemerkungen	

SCHMERZPROTOKOLL

	Mo	Di	Mi	Do	Fr	Sa	So
Datum:	☐	☐	☐	☐	☐	☐	☐

SCHMERZEMPFINDEN GESAMT

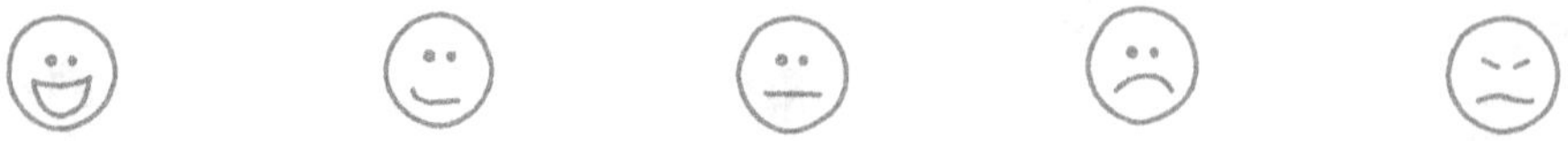

😀 🙂 😐 🙁 😠

| 1 | 2 | 3 | 4 | 5 | 6 | 7 | 8 | 9 | 10 |

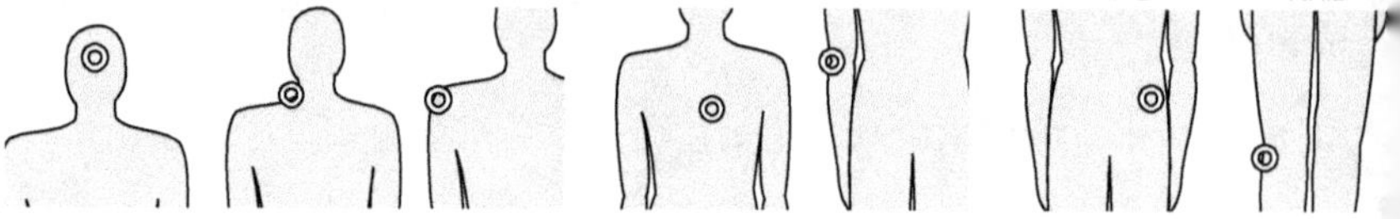

	Kopf	Nacken	Schulter	Rücken	Ellenbogen	Hüfte	Knie
stark	☐	☐	☐	☐	☐	☐	☐
mittel	☐	☐	☐	☐	☐	☐	☐
leicht	☐	☐	☐	☐	☐	☐	☐
keine	☐	☐	☐	☐	☐	☐	☐

EMPFINDEN BEI WETTERWECHSEL

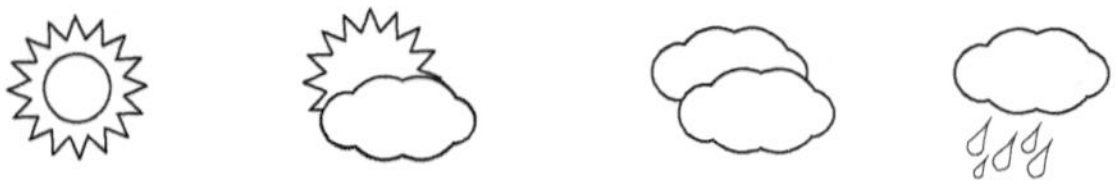

☀️ ⛅ ☁️ 🌧️

| 1 | 2 | 3 | 4 | 5 | 6 | 7 | 8 | 9 | 10 |

kein Einfluss · manchmal · sehr stark

MÜDIGKEIT ÜBER DEN TAG

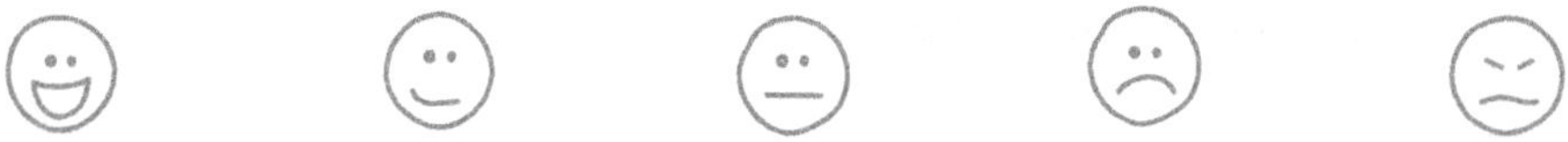

😀 🙂 😐 🙁 😠

| 1 | 2 | 3 | 4 | 5 | 6 | 7 | 8 | 9 | 10 |

nie · manchmal · häufig

STIMMUNG ÜBER DEN TAG

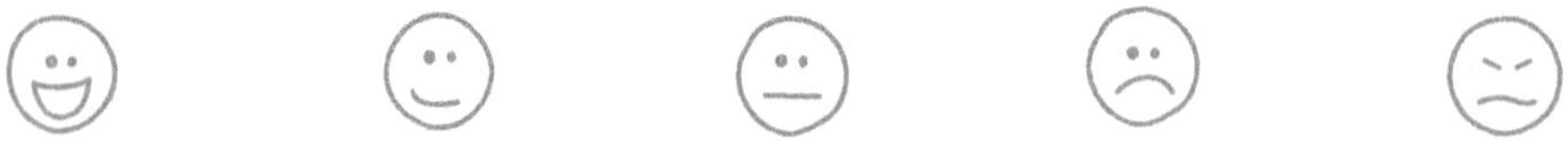

😀 🙂 😐 🙁 😠

| 1 | 2 | 3 | 4 | 5 | 6 | 7 | 8 | 9 | 10 |

fröhlich, zufrieden · depressiv, angespannt

Positive Dinge Heute

1. _____
2. _____
3. _____

Bewegung heute

1	2	3	4	5	6	7	8	9	10
nichts				mittel					viel

Eingenommene Medikamente	Dosierung
1	
2	
3	
4	

Besserung (1 - keine, 10 sehr viel)	1	2	3	4	5	6	7	8	9	10

Andere Hilfsmittel	Dosierung
1	
2	
3	

Besserung (1 - keine, 10 sehr viel)	1	2	3	4	5	6	7	8	9	10

Eingenommene Mahlzeiten	
Frühstück	
Mittag	
Abend	
Sonstiges	

Bemerkungen _____
_____
_____

SCHMERZPROTOKOLL

	Mo	Di	Mi	Do	Fr	Sa	So
Datum:	☐	☐	☐	☐	☐	☐	☐

Schmerzempfinden Gesamt

| 1 | 2 | 3 | 4 | 5 | 6 | 7 | 8 | 9 | 10 |

	Kopf	Nacken	Schulter	Rücken	Ellenbogen	Hüfte	Knie
stark	☐	☐	☐	☐	☐	☐	☐
mittel	☐	☐	☐	☐	☐	☐	☐
leicht	☐	☐	☐	☐	☐	☐	☐
keine	☐	☐	☐	☐	☐	☐	☐

Empfinden bei Wetterwechsel

| 1 | 2 | 3 | 4 | 5 | 6 | 7 | 8 | 9 | 10 |

kein Einfluss — manchmal — sehr stark

Müdigkeit über den Tag

| 1 | 2 | 3 | 4 | 5 | 6 | 7 | 8 | 9 | 10 |

nie — manchmal — häufig

Stimmung über den Tag

| 1 | 2 | 3 | 4 | 5 | 6 | 7 | 8 | 9 | 10 |

fröhlich, zufrieden — depressiv, angespannt

Positive Dinge Heute

1. _____
2. _____
3. _____

Bewegung Heute

1	2	3	4	5	6	7	8	9	10
nichts				mittel					viel

Eingenommene Medikamente	Dosierung
1	
2	
3	
4	

Besserung (1 - keine, 10 sehr viel)	1	2	3	4	5	6	7	8	9	10

Andere Hilfsmittel	Dosierung
1	
2	
3	

Besserung (1 - keine, 10 sehr viel)	1	2	3	4	5	6	7	8	9	10

Eingenommene Mahlzeiten	
Frühstück	
Mittag	
Abend	
Sonstiges	

Bemerkungen
_____
_____
_____

SCHMERZPROTOKOLL

	Mo	Di	Mi	Do	Fr	Sa	So
Datum:	☐	☐	☐	☐	☐	☐	☐

Schmerzempfinden Gesamt

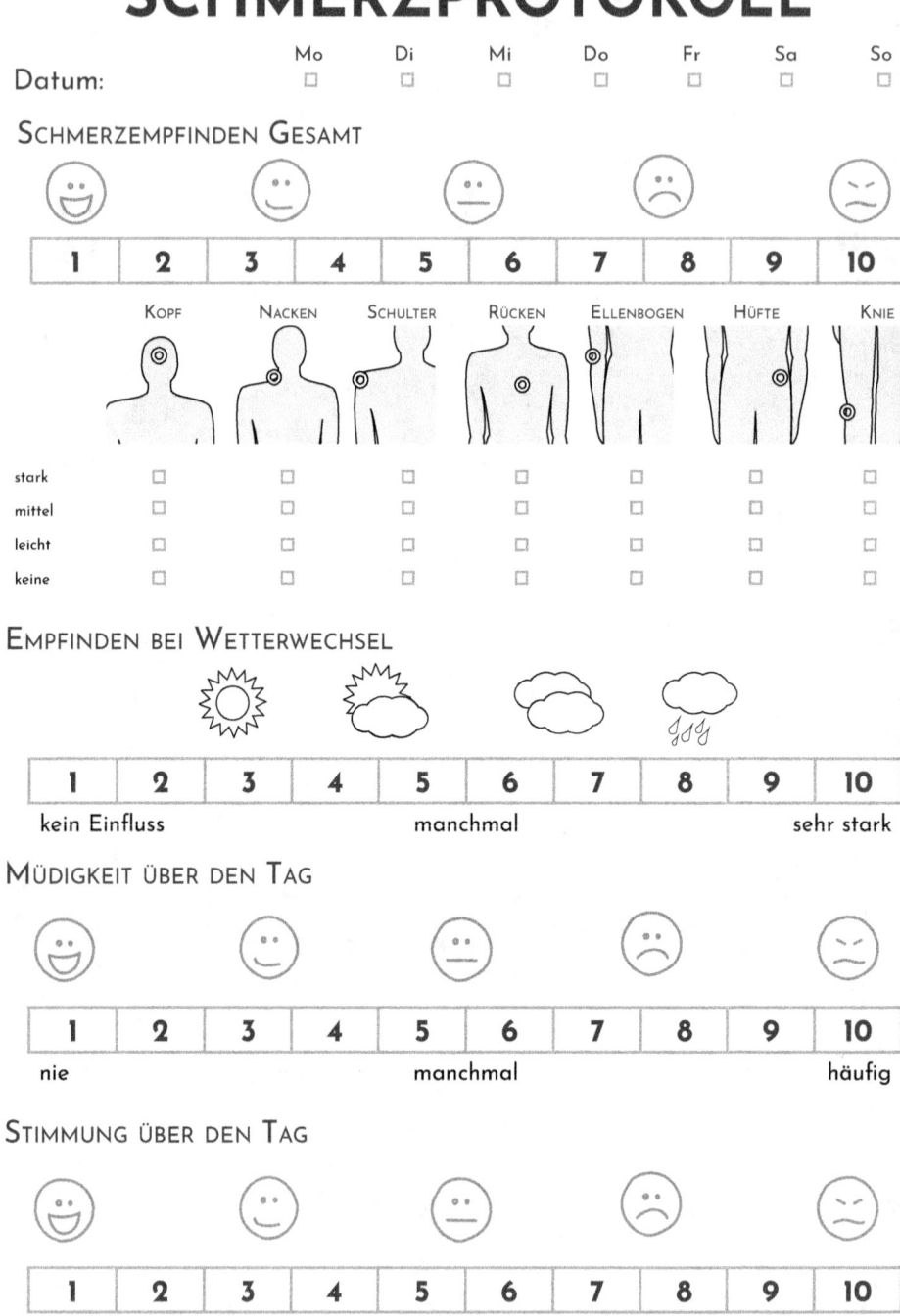

	Kopf	Nacken	Schulter	Rücken	Ellenbogen	Hüfte	Knie
stark	☐	☐	☐	☐	☐	☐	☐
mittel	☐	☐	☐	☐	☐	☐	☐
leicht	☐	☐	☐	☐	☐	☐	☐
keine	☐	☐	☐	☐	☐	☐	☐

Empfinden bei Wetterwechsel

1 – kein Einfluss   5 – manchmal   10 – sehr stark

Müdigkeit über den Tag

1 – nie   5 – manchmal   10 – häufig

Stimmung über den Tag

1 – fröhlich, zufrieden   10 – depressiv, angespannt

Positive Dinge Heute

1. _____
2. _____
3. _____

Bewegung Heute

1	2	3	4	5	6	7	8	9	10
nichts				mittel					viel

Eingenommene Medikamente	Dosierung									
1										
2										
3										
4										
Besserung (1 - keine, 10 sehr viel)	1	2	3	4	5	6	7	8	9	10

Andere Hilfsmittel	Dosierung									
1										
2										
3										
Besserung (1 - keine, 10 sehr viel)	1	2	3	4	5	6	7	8	9	10

Eingenommene Mahlzeiten	
Frühstück	
Mittag	
Abend	
Sonstiges	
Bemerkungen	

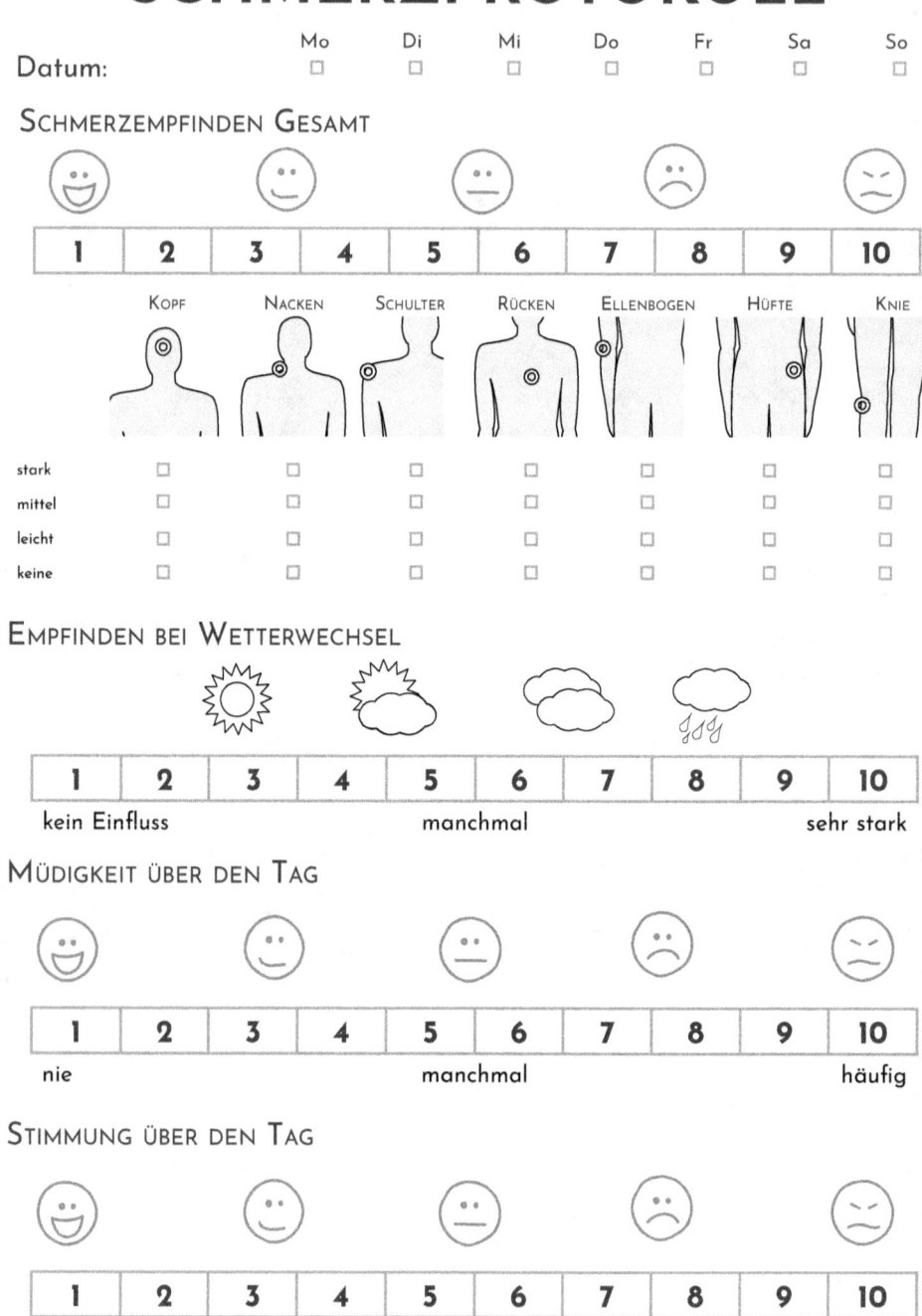

Positive Dinge Heute

1. _____
2. _____
3. _____

Bewegung Heute

1	2	3	4	5	6	7	8	9	10
nichts				mittel					viel

Eingenommene Medikamente	Dosierung									
1										
2										
3										
4										
Besserung (1 - keine, 10 sehr viel)	1	2	3	4	5	6	7	8	9	10

Andere Hilfsmittel	Dosierung									
1										
2										
3										
Besserung (1 - keine, 10 sehr viel)	1	2	3	4	5	6	7	8	9	10

Eingenommene Mahlzeiten	
Frühstück	
Mittag	
Abend	
Sonstiges	

Bemerkungen
_____
_____
_____

SCHMERZPROTOKOLL

Datum: Mo ☐   Di ☐   Mi ☐   Do ☐   Fr ☐   Sa ☐   So ☐

Schmerzempfinden Gesamt

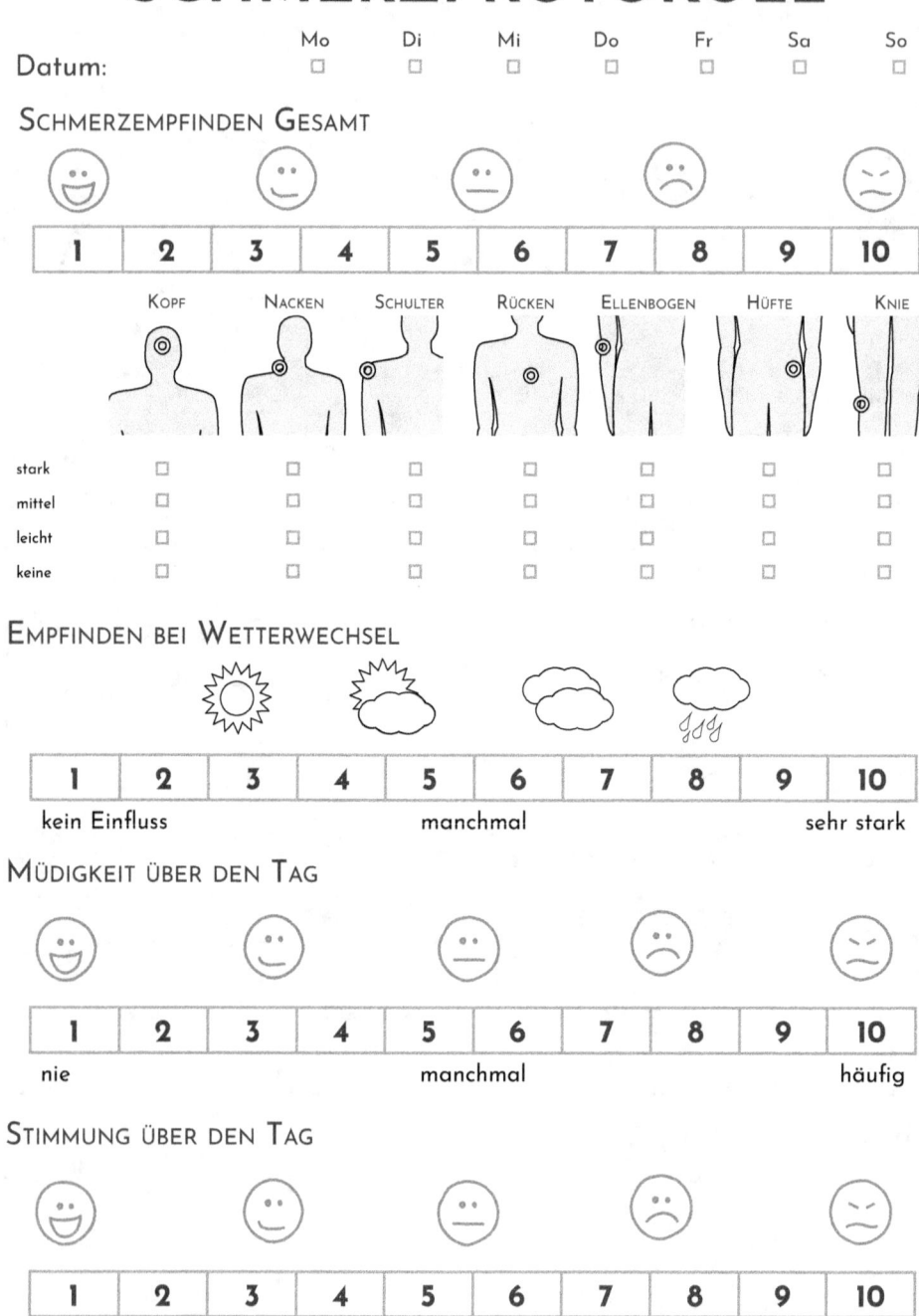

	Kopf	Nacken	Schulter	Rücken	Ellenbogen	Hüfte	Knie
stark	☐	☐	☐	☐	☐	☐	☐
mittel	☐	☐	☐	☐	☐	☐	☐
leicht	☐	☐	☐	☐	☐	☐	☐
keine	☐	☐	☐	☐	☐	☐	☐

Empfinden bei Wetterwechsel

1 2 3 4 5 6 7 8 9 10

kein Einfluss   manchmal   sehr stark

Müdigkeit über den Tag

1 2 3 4 5 6 7 8 9 10

nie   manchmal   häufig

Stimmung über den Tag

1 2 3 4 5 6 7 8 9 10

fröhlich, zufrieden   depressiv, angespannt

Positive Dinge Heute

1. _____
2. _____
3. _____

BEWEGUNG HEUTE

1	2	3	4	5	6	7	8	9	10
nichts				mittel					viel

Eingenommene Medikamente	Dosierung
1	
2	
3	
4	

Besserung (1 - keine, 10 sehr viel)	1	2	3	4	5	6	7	8	9	10

Andere Hilfsmittel	Dosierung
1	
2	
3	

Besserung (1 - keine, 10 sehr viel)	1	2	3	4	5	6	7	8	9	10

Eingenommene Mahlzeiten	
Frühstück	
Mittag	
Abend	
Sonstiges	

Bemerkungen _____
_____
_____

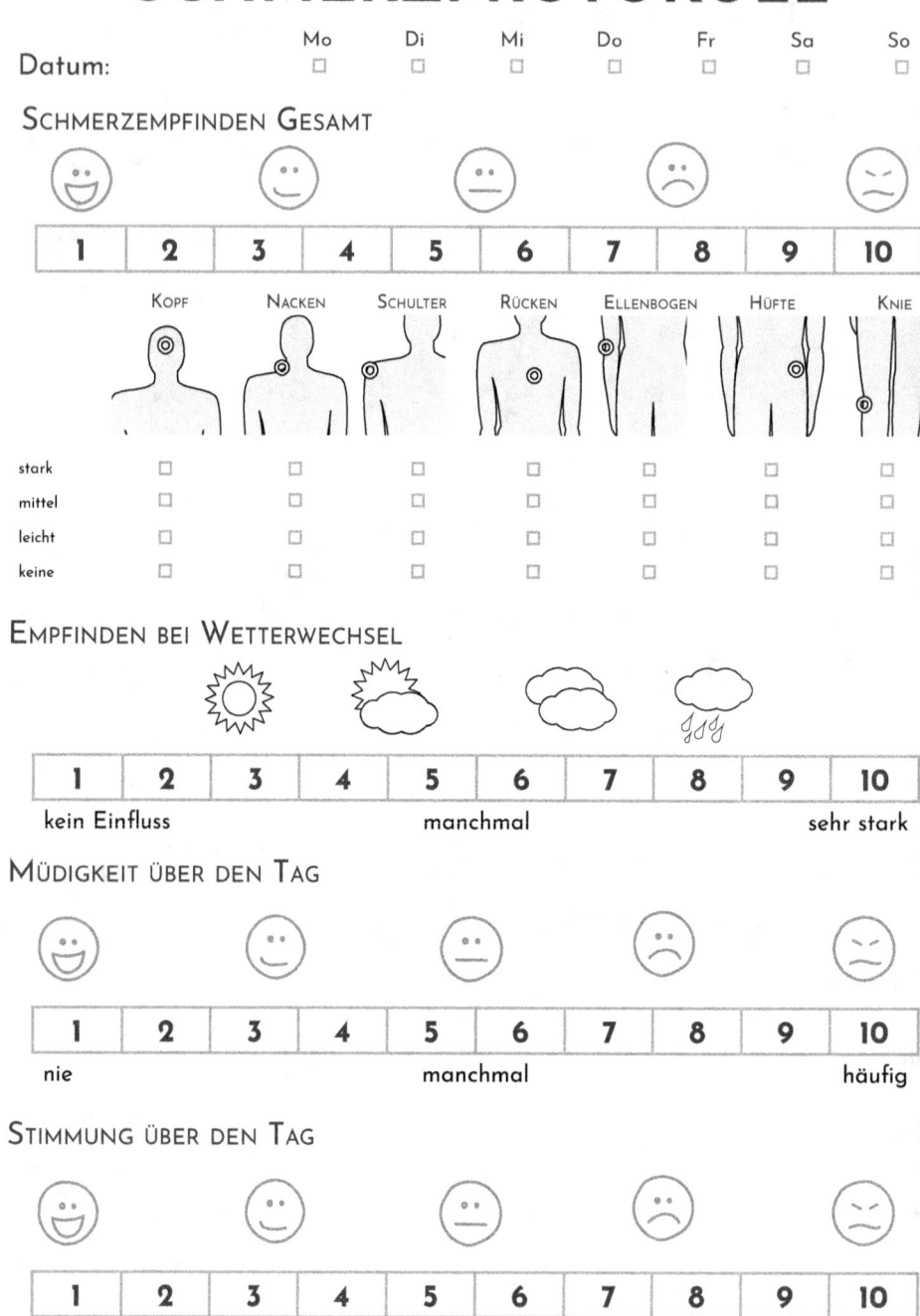

Positive Dinge Heute

1. _____
2. _____
3. _____

Bewegung Heute

1	2	3	4	5	6	7	8	9	10
nichts				mittel					viel

Eingenommene Medikamente	Dosierung
1	
2	
3	
4	

Besserung (1 - keine, 10 sehr viel): 1 2 3 4 5 6 7 8 9 10

Andere Hilfsmittel	Dosierung
1	
2	
3	

Besserung (1 - keine, 10 sehr viel): 1 2 3 4 5 6 7 8 9 10

Eingenommene Mahlzeiten	
Frühstück	
Mittag	
Abend	
Sonstiges	

Bemerkungen

SCHMERZPROTOKOLL

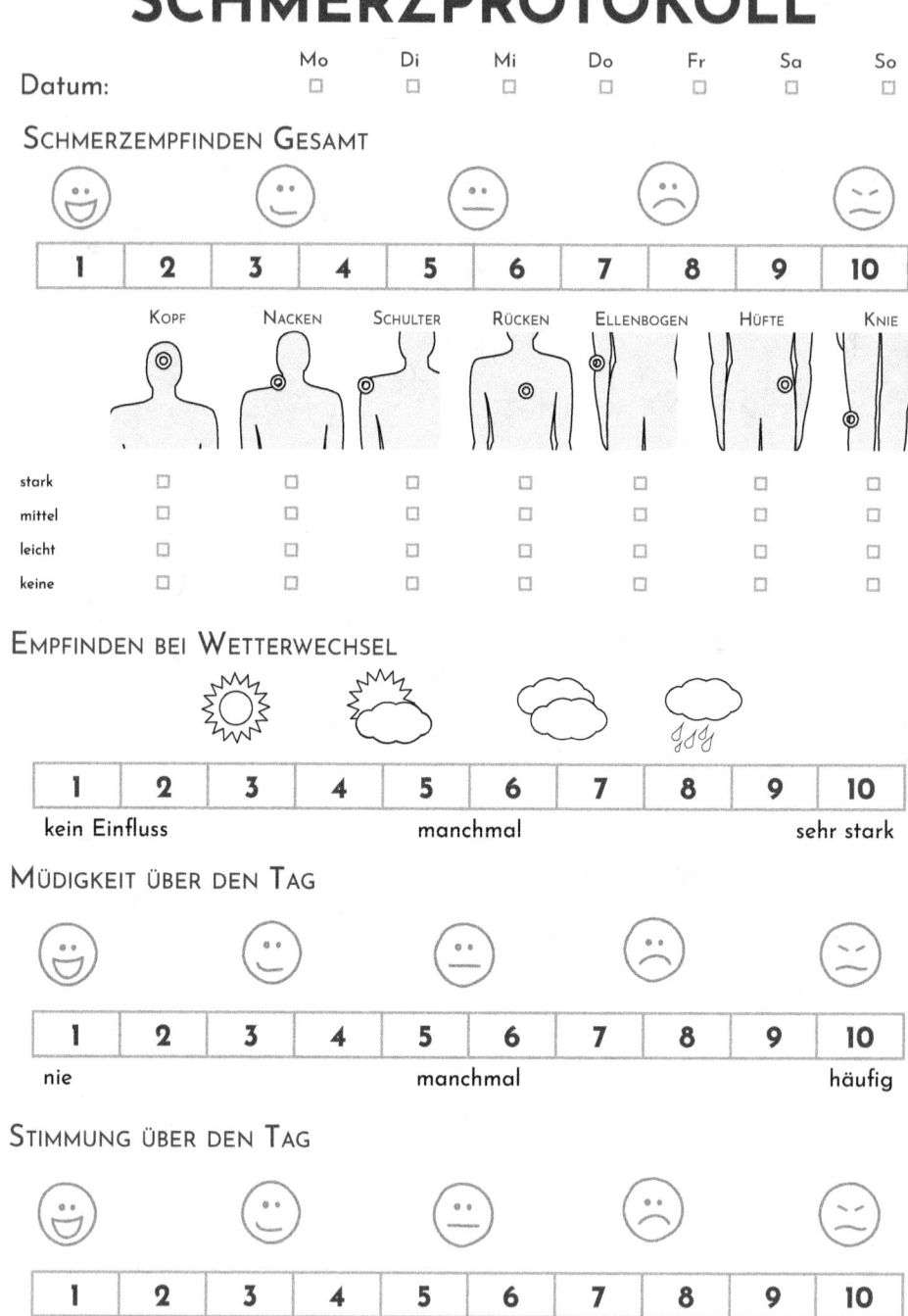

Positive Dinge Heute

1. _____
2. _____
3. _____

Bewegung Heute

1	2	3	4	5	6	7	8	9	10

nichts   mittel   viel

Eingenommene Medikamente	Dosierung
1	
2	
3	
4	

Besserung (1 - keine, 10 sehr viel) | 1 | 2 | 3 | 4 | 5 | 6 | 7 | 8 | 9 | 10 |

Andere Hilfsmittel	Dosierung
1	
2	
3	

Besserung (1 - keine, 10 sehr viel) | 1 | 2 | 3 | 4 | 5 | 6 | 7 | 8 | 9 | 10 |

Eingenommene Mahlzeiten	
Frühstück	
Mittag	
Abend	
Sonstiges	

Bemerkungen

_____
_____
_____

SCHMERZPROTOKOLL

	Mo	Di	Mi	Do	Fr	Sa	So
Datum:	☐	☐	☐	☐	☐	☐	☐

Schmerzempfinden Gesamt

😃   🙂   😐   🙁   😣

1	2	3	4	5	6	7	8	9	10

	Kopf	Nacken	Schulter	Rücken	Ellenbogen	Hüfte	Knie
stark	☐	☐	☐	☐	☐	☐	☐
mittel	☐	☐	☐	☐	☐	☐	☐
leicht	☐	☐	☐	☐	☐	☐	☐
keine	☐	☐	☐	☐	☐	☐	☐

Empfinden bei Wetterwechsel

1	2	3	4	5	6	7	8	9	10
kein Einfluss				manchmal					sehr stark

Müdigkeit über den Tag

😃   🙂   😐   🙁   😣

1	2	3	4	5	6	7	8	9	10
nie				manchmal					häufig

Stimmung über den Tag

😃   🙂   😐   🙁   😣

1	2	3	4	5	6	7	8	9	10
fröhlich, zufrieden							depressiv, angespannt		

Positive Dinge Heute

1. _____
2. _____
3. _____

Bewegung Heute

1	2	3	4	5	6	7	8	9	10
nichts				mittel					viel

Eingenommene Medikamente	Dosierung
1	
2	
3	
4	

Besserung (1 - keine, 10 sehr viel): 1 | 2 | 3 | 4 | 5 | 6 | 7 | 8 | 9 | 10

Andere Hilfsmittel	Dosierung
1	
2	
3	

Besserung (1 - keine, 10 sehr viel): 1 | 2 | 3 | 4 | 5 | 6 | 7 | 8 | 9 | 10

Eingenommene Mahlzeiten	
Frühstück	
Mittag	
Abend	
Sonstiges	

Bemerkungen _____
_____
_____
_____

SCHMERZPROTOKOLL

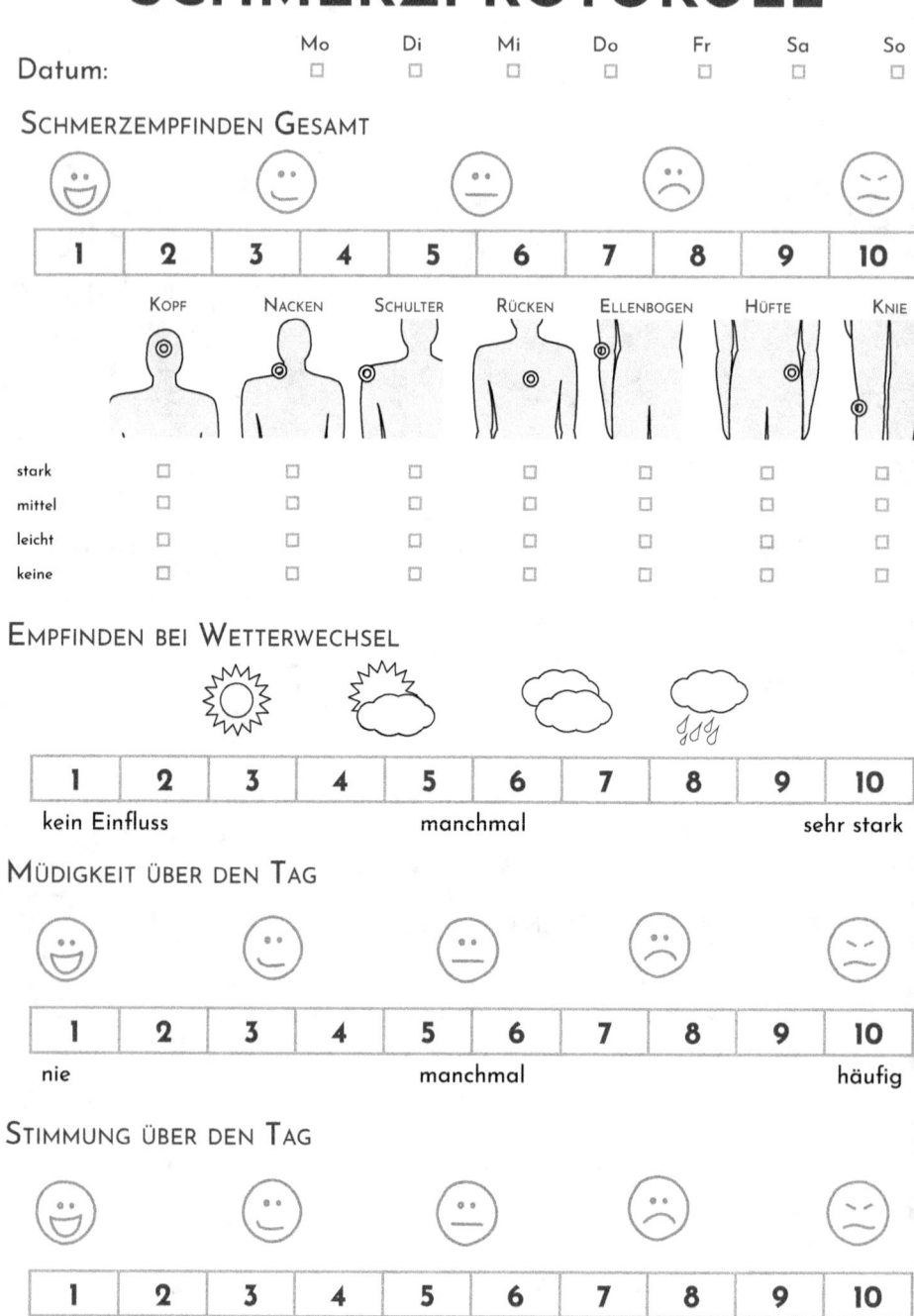

Positive Dinge Heute

1.
2.
3.

Bewegung Heute

1	2	3	4	5	6	7	8	9	10
nichts				mittel					viel

Eingenommene Medikamente	Dosierung
1	
2	
3	
4	

Besserung (1 - keine, 10 sehr viel): 1 2 3 4 5 6 7 8 9 10

Andere Hilfsmittel	Dosierung
1	
2	
3	

Besserung (1 - keine, 10 sehr viel): 1 2 3 4 5 6 7 8 9 10

Eingenommene Mahlzeiten	
Frühstück	
Mittag	
Abend	
Sonstiges	

Bemerkungen

SCHMERZPROTOKOLL

Datum: Mo ☐ Di ☐ Mi ☐ Do ☐ Fr ☐ Sa ☐ So ☐

Schmerzempfinden Gesamt

| 1 | 2 | 3 | 4 | 5 | 6 | 7 | 8 | 9 | 10 |

Kopf · Nacken · Schulter · Rücken · Ellenbogen · Hüfte · Knie

	Kopf	Nacken	Schulter	Rücken	Ellenbogen	Hüfte	Knie
stark	☐	☐	☐	☐	☐	☐	☐
mittel	☐	☐	☐	☐	☐	☐	☐
leicht	☐	☐	☐	☐	☐	☐	☐
keine	☐	☐	☐	☐	☐	☐	☐

Empfinden bei Wetterwechsel

| 1 | 2 | 3 | 4 | 5 | 6 | 7 | 8 | 9 | 10 |

kein Einfluss   manchmal   sehr stark

Müdigkeit über den Tag

| 1 | 2 | 3 | 4 | 5 | 6 | 7 | 8 | 9 | 10 |

nie   manchmal   häufig

Stimmung über den Tag

| 1 | 2 | 3 | 4 | 5 | 6 | 7 | 8 | 9 | 10 |

fröhlich, zufrieden   depressiv, angespannt

Positive Dinge Heute

1. _____
2. _____
3. _____

Bewegung Heute

1	2	3	4	5	6	7	8	9	10
nichts				mittel					viel

Eingenommene Medikamente	Dosierung
1	
2	
3	
4	

Besserung (1 - keine, 10 sehr viel)	1	2	3	4	5	6	7	8	9	10

Andere Hilfsmittel	Dosierung
1	
2	
3	

Besserung (1 - keine, 10 sehr viel)	1	2	3	4	5	6	7	8	9	10

Eingenommene Mahlzeiten	
Frühstück	
Mittag	
Abend	
Sonstiges	

Bemerkungen
_____
_____
_____

SCHMERZPROTOKOLL

Datum: Mo ☐ Di ☐ Mi ☐ Do ☐ Fr ☐ Sa ☐ So ☐

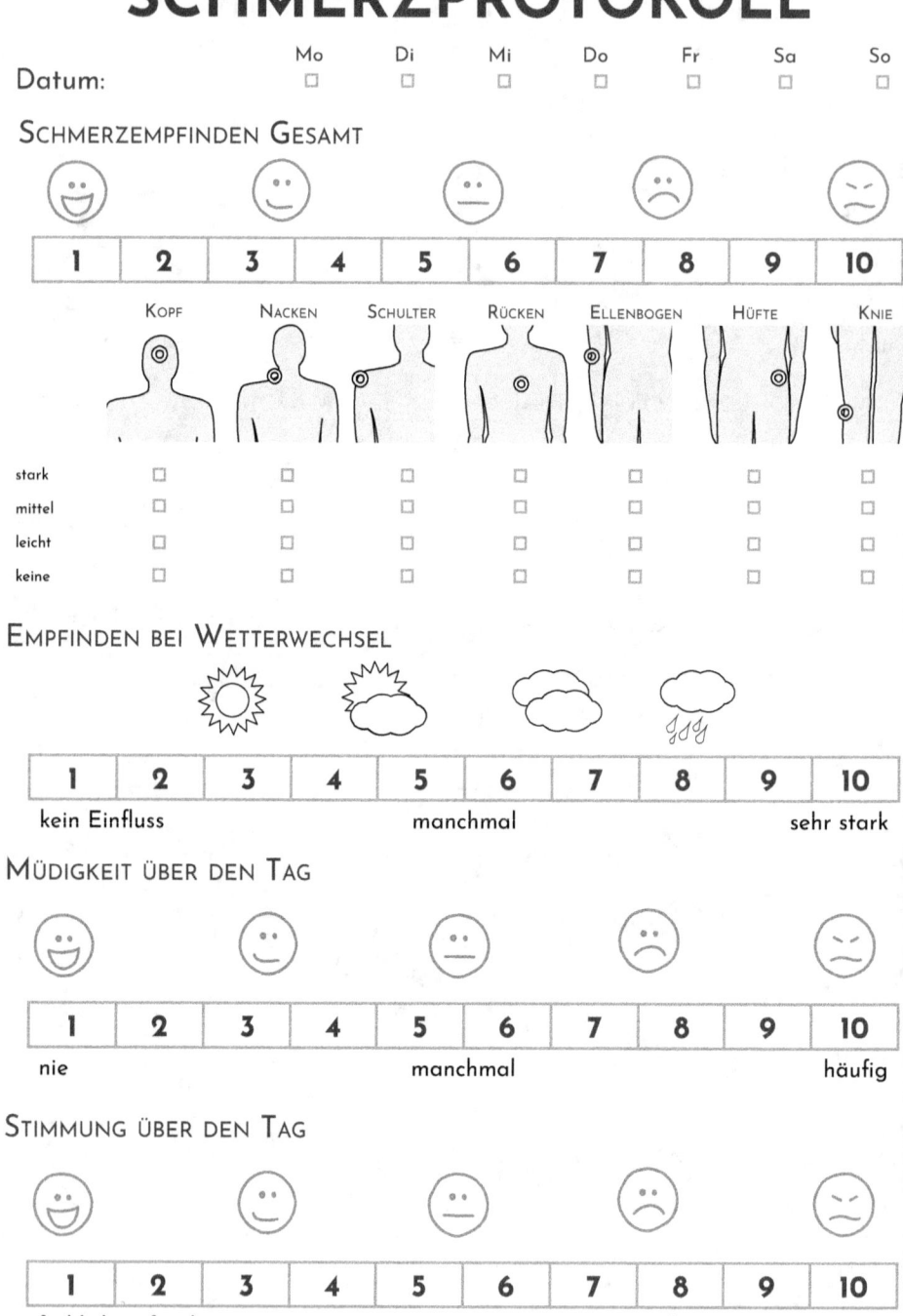

Positive Dinge Heute

1. ___
2. ___
3. ___

Bewegung Heute

1	2	3	4	5	6	7	8	9	10

nichts — mittel — viel

Eingenommene Medikamente	Dosierung

Besserung (1 - keine, 10 sehr viel)	1	2	3	4	5	6	7	8	9	10

Andere Hilfsmittel	Dosierung

Besserung (1 - keine, 10 sehr viel)	1	2	3	4	5	6	7	8	9	10

Eingenommene Mahlzeiten	
Frühstück	
Mittag	
Abend	
Sonstiges	

Bemerkungen
___
___
___

SCHMERZPROTOKOLL

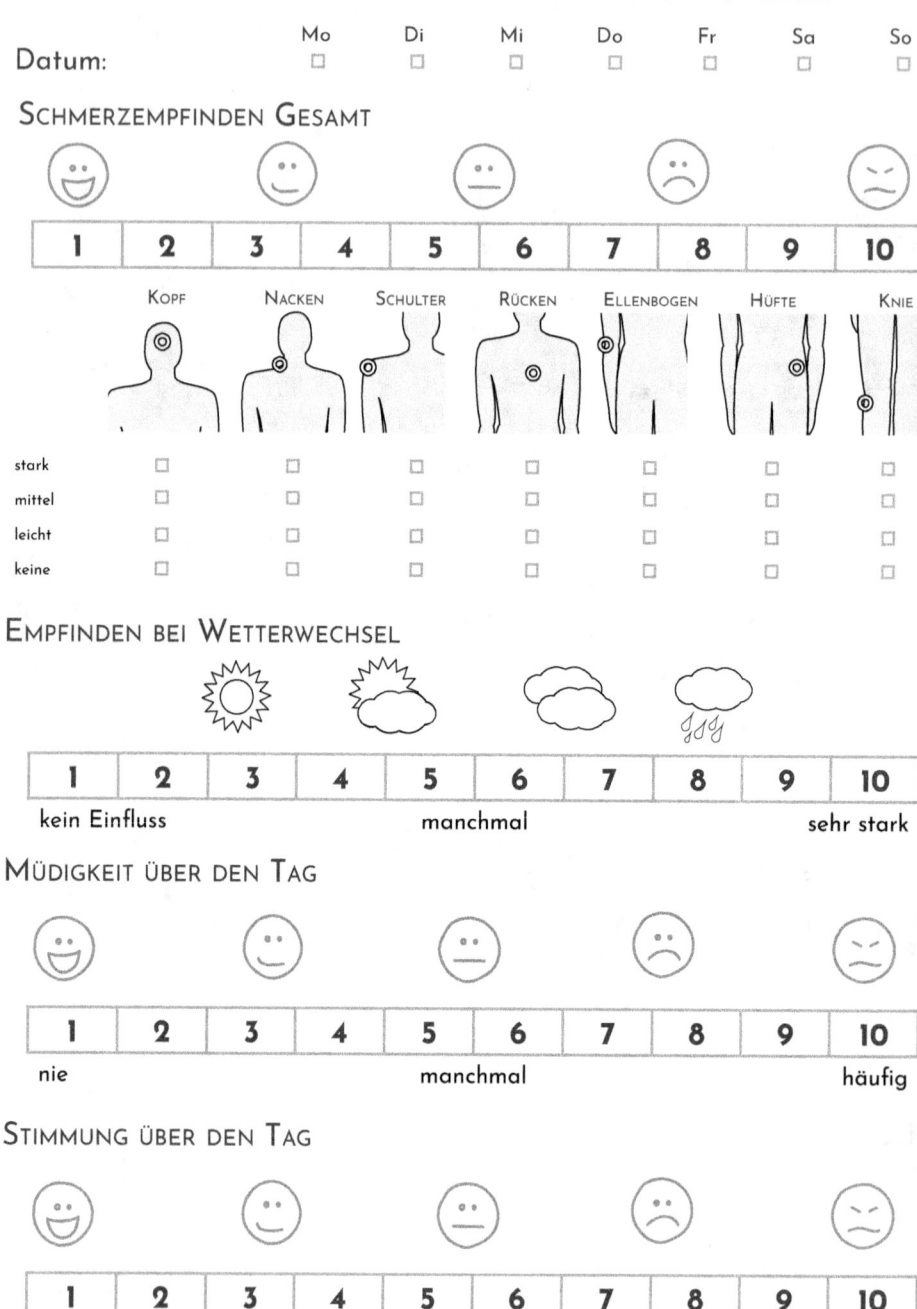

Positive Dinge Heute

1. _____
2. _____
3. _____

Bewegung Heute

1	2	3	4	5	6	7	8	9	10
nichts				mittel					viel

Eingenommene Medikamente	Dosierung									
1										
2										
3										
4										
Besserung (1 - keine, 10 sehr viel)	1	2	3	4	5	6	7	8	9	10

Andere Hilfsmittel	Dosierung									
1										
2										
3										
Besserung (1 - keine, 10 sehr viel)	1	2	3	4	5	6	7	8	9	10

Eingenommene Mahlzeiten	
Frühstück	
Mittag	
Abend	
Sonstiges	

Bemerkungen _____
_____
_____
_____

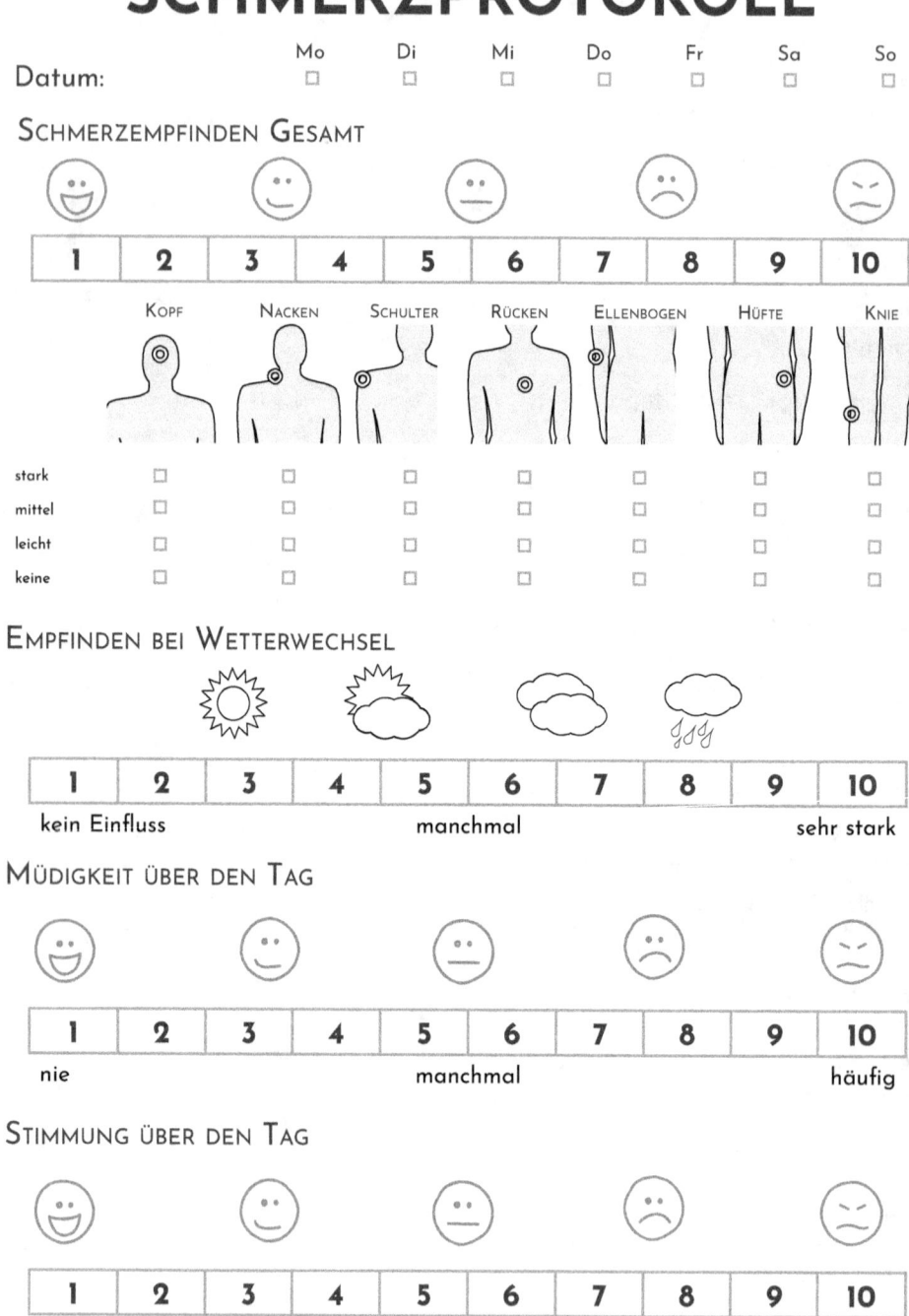

Positive Dinge Heute

1.
2.
3.

Bewegung heute

1	2	3	4	5	6	7	8	9	10
nichts				mittel					viel

Eingenommene Medikamente	Dosierung
1	
2	
3	
4	

Besserung (1 - keine, 10 sehr viel): 1 2 3 4 5 6 7 8 9 10

Andere Hilfsmittel	Dosierung
1	
2	
3	

Besserung (1 - keine, 10 sehr viel): 1 2 3 4 5 6 7 8 9 10

Eingenommene Mahlzeiten	
Frühstück	
Mittag	
Abend	
Sonstiges	

Bemerkungen

Impressum
© Thomas Stepan
Libellenweg 10, 04860 Torgau, Germany
thostbooks@gmail.com